Newson

Gut vorbereitet in die Perimenopause und die Wechseljahre

DR. MED. LOUISE NEWSON ist Allgemeinmedizinerin und Spezialistin für die Menopause. Als Direktorin von »Newson Health Ltd«, einem führenden Zentrum für Menopause und Zentrum für Wechseljahre und Wohlbefinden, gilt sie als eine der führenden Expertinnen für die Wechseljahre in Großbritannien. Sie hat zahlreiche Vorträge über die Wechseljahre gehalten, war als Direktorin des Primary Care Women's Health Forum und als Redakteurin für das British Journal of Family Medicine tätig. Sie trat auch als Expertin bei BBC Breakfast, Radio's Woman's Hour und ITV's Lorraine auf, entwickelte die Menopause-App balance und ist Gründerin der Menopause Charity. Weitere Informationen zur Menopause finden Sie auf ihrer Website: www.menopausedoctor.co.uk.

— Für meine Familie, die immer ein offenes Ohr für meine Ideen und Pläne hat, die sich auch meinen Frust über meinen Beruf anhört und mich in meiner anstrengenden Tätigkeit ermutigt und unterstützt. —

Dr. med. Louise Newson

Gut vorbereitet in die Perimenopause und die Wechseljahre

TRIAS

Einleitung: Was ist die Menopause?

Ich war Mitte 40, als es anfing. Tagsüber fühlte ich mich unwohl, war völlig erschöpft und müde. Nacht für Nacht wachte ich schweißgebadet auf. Ich war kurzatmig und gereizt gegenüber meinem Mann und meinen drei Töchtern. Weil ich mich schlecht konzentrieren konnte, hatte ich Angst, in meinem anstrengenden Job als Hausärztin Fehler zu machen.

Meine elfjährige Tochter meinte beiläufig, ich sei wohl gereizt, weil meine Periode fällig sei. Da fiel mir auf, dass ich seit Monaten keine Periode mehr gehabt hatte. Mir wurde klar, dass meine Beschwerden nicht mit dem prämenstruellen Syndrom zusammenhingen, sondern dass ich in der Perimenopause war.

Es klingt seltsam, dass ich als Menopausen-Spezialistin nicht verstand, was mein Körper mir sagte. Doch meine Erfahrung zeigt, dass wir Frauen oft nicht erkennen, welche einschneidenden Lebensereignisse die Perimenopause und die Menopause für uns sind.

Ärzte stellen häufig Fehldiagnosen und die Gesellschaft scheut sich, über die Menopause zu sprechen, und tut sie als »Frauenprobleme« ab. Aber die Menopause ist etwas, das fast jede Frau durchmacht – und sie kann früher eintreten, als wir Frauen denken. Schätzungsweise eine von 20 Frauen kommt zwischen dem 40. und 45. Lebensjahr in die Menopause und eine von 100 sogar noch vor ihrem 40. Lebensjahr. Untersuchungen haben gezeigt, dass im Vereinigten Königreich mehr als ein Drittel der Frauen in der Perimenopause oder Menopause mindestens ein Jahr lang auf eine angemessene Behandlung ihrer Symptome wartet;

und bei einer von zehn Frauen dauert es sogar mehr als neun Arztbesuche, bis sie überhaupt die Diagnose bekommt.

Die Wechseljahre sollten weder als Stigma noch als Schande gelten. Wenn man nicht offen darüber spricht, können sie zu einer Zeitbombe für die körperliche und geistige Gesundheit werden. Wir müssen aufhören, die Wechseljahre als naturgegebenen Vorgang zu sehen, während sich Frauen mit jahrelangem Elend abfinden und keine andere Wahl haben, als die Symptome zu ertragen.

Stattdessen sollten wir sie als das ansehen, was sie tatsächlich sind: als einen langfristigen Hormonmangel. Mit der richtigen Behandlung und einer Änderung des Lebensstils können wir erreichen, dass sich die Symptome abschwächen und – was noch wichtiger ist – dass sich die künftige Gesundheit von uns Frauen verbessert. Wir müssen anfangen, die Wechseljahre zu entstigmatisieren, damit alle Frauen ein besseres Verständnis ihres eigenen Körpers und mehr Kontrolle über ihn bekommen.

Nach meiner eigenen Diagnose »Perimenopause« habe ich meine Website ins Leben gerufen (Adresse in Serviceteil, Seite 156), die objektive Informationen über die Perimenopause und Menopause bietet. Dann beschloss ich, meine eigene Praxis zu eröffnen, die auf die Behandlung von Wechseljahresbeschwerden spezialisiert ist. Seit der Eröffnung haben wir Tausenden von Frauen mit einer individuellen Beratung und Unterstützung bei der Bewältigung ihrer Perimenopause und Menopause geholfen.

Um die Wechseljahre zu entstigmatisieren, habe ich auch die »Menopause Charity« gegründet, die sich dafür einsetzt, ein größeres Bewusstsein für die Perimenopause und die Menopause in der Gesellschaft zu schaffen und Fehlinformationen abzubauen. Ein Teil der Aufgabe dieser gemeinnützigen Organisation ist die Entwicklung eines Beratungsdienstes für betroffene Frauen. Außerdem biete ich eine kostenlose Balance-App an, um Frauen zu stärken (Adressen im Serviceteil, Seite 156). Es liegt mir am Herzen, dass Frauen offen über ihre Erfahrungen sprechen können und Zugang zu verständlichen, objektiven Informationen und Hilfeleistungen bekommen, sodass sie ihre Gesundheit und ihr Wohlbefinden selbst in die Hand nehmen können.

Vielleicht befinden Sie sich mitten in den Wechseljahren und suchen Rat, um die lästigen Symptome in den Griff zu bekommen. Vielleicht haben Sie noch keine Symptome und wollen sich auf die Perimenopause vorbereiten. Es ist nie zu spät – oder zu früh –, um die Perimenopause und die Menopause kennenzulernen.

Bei der Lektüre dieses Buches werden Sie alles über die Ursachen, die Symptome und – ganz wichtig – die Behandlungsmöglichkeiten erfahren, damit Sie gut durch die Perimenopause und die Menopause kommen; außerdem erhalten Sie viele Tipps für einen gesunden Lebensstil. So können Sie diese Phase Ihres Lebens so gesund, stress- und symptomfrei wie möglich gestalten.

Nach der Lektüre dieses Buches können Sie die Veränderungen in Ihrem Körper besser akzeptieren, Ihre Gesundheit selbst in die Hand nehmen und sicherstellen, dass Sie die bestmögliche Behandlung erhalten, die individuell auf Sie zugeschnitten ist. Sie werden auch erfahren, wie verschiedene Frauen unterschiedlichen Alters die Herausforderungen der Perimenopause und der Menopause bewältigt haben. Das wird Sie daran erinnern, dass Sie nicht allein sind.

Was sind die Perimenopause und die Menopause?

Die Menopause (Wechseljahre) ist der Zeitpunkt, an dem Sie keine Periode mehr haben. Sie tritt ein, wenn Ihre Eierstöcke keine Eizellen mehr produzieren und dadurch der Spiegel der Hormone Östrogen und Progesteron sinkt. Man kann den Prozess in vier Phasen unterteilen:

1. vor der Menopause: die Zeit in Ihrem Leben, bevor irgendwelche Wechseljahresbeschwerden auftreten
2. Perimenopause: wenn Sie aufgrund der Hormonumstellung Wechseljahresbeschwerden, aber noch Ihre Periode haben, die sich in ihrer Art oder Häufigkeit ändert
3. Menopause: wenn Sie in zwölf aufeinander folgenden Monaten keine Periode mehr hatten
4. Postmenopause: die Zeit, nachdem Sie zwölf aufeinander folgende Monate keine Periode mehr hatten.

Wann beginnen die Perimenopause und die Menopause?

Ähnlich wie die Periode beginnen die Perimenopause und die Menopause bei jeder Frau anders. Das Durchschnittsalter für den Beginn der Menopause liegt bei 51 Jahren, sodass die meisten Frauen davon ausgehen können, dass sie die ersten Symptome der Perimenopause im Alter von etwa 45 Jahren haben. Diese Symptome können bereits ein Jahrzehnt vor dem endgültigen Ausbleiben der Periode beginnen.

Tritt die Menopause bei einer Frau unter 45 Jahren ein, spricht man von einer frühen Menopause. Tritt sie vor dem 44. Lebensjahr ein, spricht man von einer vorzeitigen prämaturen Ovarialinsuffizienz (POI). Viele Frauen in ihren Zwanzigern, Dreißigern und Vierzigern sind in der Perimenopause, ohne sich dessen bewusst zu sein, und manche wissen nicht einmal, was die Perimenopause überhaupt ist.

Was sind die Hauptsymptome der Menopause?

Die Hormone Östrogen und Progesteron regulieren gemeinsam den Menstruationszyklus und die Eizellenreifung. Unsere Eierstöcke produzieren auch das Hormon Testosteron. Aber es geht nicht nur um unsere Fortpflanzungsorgane. Wir haben Östrogenrezeptoren in jeder Zelle unseres Körpers. Nennen Sie eine Funktion in Ihrem Körper und Sie können fast sicher sein, dass Östrogen für einen reibungslosen Ablauf sorgt. Denn Östrogen spielt bei allem eine Schlüsselrolle: von unserem Gedächtnis über die Stimmung, die Immunfunktion und das Herz bis hin zu unseren Muskeln und sogar unseren Haaren und unserer Haut.

Während der Perimenopause und der Menopause schwankt der Hormonspiegel stark, was zu einem Hormonmangel führt. Ich vergleiche das gerne mit einem Auto, das mit leerem Tank fährt. Dieser Hormonmangel kann eine Reihe von Symptomen auslösen: von Hitzewallungen, die als typisch für die Wechseljahre gelten, bis hin zu Gelenkschmerzen, Stimmungsschwankungen und sogar Gedächtnislücken. Wir werden das gesamte Spektrum der Symptome in den nächsten Kapiteln behandeln.

Wie war es in Ihrer Familie?

Sprechen Sie mit weiblichen Mitgliedern Ihrer Familie, zum Beispiel Ihrer Mutter, Ihrer Großmutter oder Ihren Schwestern darüber, wann sie die Wechseljahre durchgemacht haben. Wir stellen manchmal fest, dass bei Frauen, deren Mutter oder Großmutter eine frühere oder spätere Menopause hatten, dies ebenfalls so ist.

Wie wird die Menopause diagnostiziert?

In den allermeisten Fällen gibt es keine Möglichkeiten, die Menopause mit Tests eindeutig zu diagnostizieren. Wichtig sind Ihr Alter und Ihre Symptome. Eine unregelmäßige Periode kann ein erstes Anzeichen sein. Wenn Sie über 45 Jahre alt sind, eine unregelmäßige Periode und andere typische Wechseljahresbeschwerden haben, sollte eine Ärztin in der Lage sein, Ihre Menopause zu diagnostizieren, ohne dass Tests erforderlich sind.

Leider haben viele Hausärzte nicht die nötige Ausbildung, um hinter den vielfältigen Symptomen die Wechseljahre zu erkennen. Das bedeutet, dass manche Frauen monate- oder sogar jahrelang eine Fehldiagnose erhalten. Das bedeutet auch, dass sie oft unnötig unter ihren Symptomen leiden. Auch ihre künftige Gesundheit kann gefährdet sein, wenn sie nicht die richtige Unterstützung und Behandlung bekommen.

Deshalb ist es wichtig, dass wir ein gutes Gefühl für unseren Körper haben, damit wir alle Veränderungen in unserer körperlichen und geistigen Gesundheit wahrnehmen. Dieses Buch unterstützt Sie bei Ihrer Reise. Sie lernen, die Perimenopause und die Menopause zu verstehen sowie die Anzeichen und Symptome zu erkennen. Außerdem bekommen Sie Hinweise für das Gespräch mit Ihrem Arzt, denn nur wer die richtigen Fragen stellt, bekommt die bestmögliche Behandlung.

1 Die Perimenopause

Die Perimenopause beginnt wahrscheinlich mit einer kleinen, kaum merklichen Veränderung Ihrer Periode. Vielleicht kommt sie ein wenig früher oder etwas später, als Sie es normalerweise erwarten würden. Sie kann in einem Monat leichter und kürzer, im nächsten Monat stärker und dann wieder »normal« sein. Möglicherweise können Sie sich ein paar Monate später bei der Arbeit schlecht konzentrieren und sind zu Hause gereizt. Vielleicht haben Sie auch das Gefühl, dass das Leben ein bisschen anstrengender ist als früher. Wenn Sie eine alte Schulfreundin oder einen alten Schulfreund treffen, können Sie sich nicht mehr an den Namen erinnern. Sie schieben es auf Schlafmangel – schließlich ist es schon Wochen her, dass Sie das letzte Mal durchgeschlafen haben. Wahrscheinlich stellen Sie nicht sofort eine Verbindung zwischen all diesen Ereignissen her, aber eines ist sicher: Sie fühlen sich nicht ganz wie Sie selbst und fragen sich: Was ist los mit mir?

Was ich hier beschreibe, ist eine ziemlich typische Erfahrung der Perimenopause, also der Phase unmittelbar vor der Menopause. Heute findet häufig vor allem die Menopause Beachtung, dabei kann bereits die Perimenopause sehr herausfordernd sein. Mit sehr wenigen Ausnahmen (zum Beispiel einer Entfernung der Eierstöcke) ist die Menopause der Höhepunkt eines allmählichen Prozesses und kein kurzes, abruptes Ereignis. Die Perimenopause ist der Beginn dieses Prozesses und kann sich über viele Monate oder Jahre hinziehen.

In diesem Kapitel befassen wir uns mit den wissenschaftlichen Erkenntnissen über die Perimenopause: Warum tritt sie ein? Wie verläuft sie? Mit diesen Informationen wissen Sie, was Sie während dieser Zeit erwartet.

Alles über Hormone

Östrogen und Progesteron sind die treibenden Kräfte hinter unserem Menstruationszyklus, des monatlichen hormonellen Prozesses, bei dem sich der Körper einer Frau auf eine mögliche Schwangerschaft vorbereitet. Der Östrogenspiegel in unserem Körper wird vor allem durch folgende Hormone gesteuert:

- das follikelstimulierende Hormon (FSH)
- das luteinisierende Hormon (LH)

FSH regt unsere Eierstöcke zur Produktion von Östrogen an. Wenn das Östrogen einen bestimmten Wert erreicht hat, schaltet die Hirnanhangdrüse das FSH ab und produziert einen Schub von LH. Dies veranlasst den Eierstock, eine Eizelle freizusetzen (Eisprung). Anschließend produziert der Eierstock Progesteron und Östrogen, um die Gebärmutter auf eine mögliche Schwangerschaft vorzubereiten. Wenn der Spiegel dieser Hormone steigt, sinken die Werte von FSH und LH ab. Wird die Eizelle nicht befruchtet, sinkt der Progesteronspiegel, die Menstruation setzt ein und der Zyklus beginnt von neuem.

Hormonelle Veränderungen während der Perimenopause

Bei den meisten Frauen steigen und fallen der Östrogen- und der Progesteronspiegel ziemlich gleichmäßig mit dem Menstruationszyklus. Je näher wir aber der Menopause kommen, desto stärker reduzieren unsere Eierstöcke die Produktion dieser Hormone und unsere Fruchtbar-

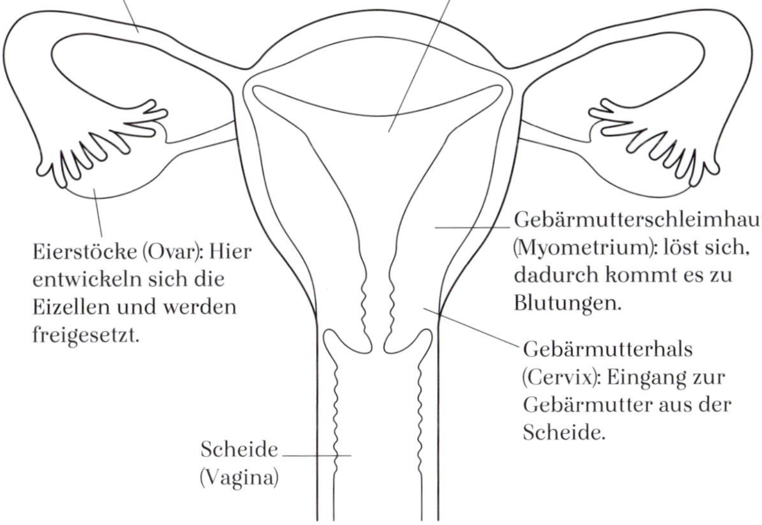

Weibliche Fortpflanzungsorgane

keit beginnt zu sinken, bis wir den Punkt erreichen, an dem wir nicht mehr schwanger werden können: die Menopause. Die Perimenopause markiert den Beginn dieses Prozesses und ist eine Zeit, in der sich unsere Hormone in einem Zustand des Wandels befinden.

Woran erkenne ich, dass ich in der Perimenopause bin?

Erste Anzeichen können Veränderungen in der Häufigkeit, der Dauer oder der Stärke der Periodenblutung sein. Aber der Zusammenhang ist nicht immer leicht zu erkennen. Da der Hormonspiegel schwankt, haben viele Frauen in einem Monat eine völlig normale Periode, in nächsten kann sie dann stärker sein oder ganz ausbleiben, bevor sie für ein paar Monate wieder normal wird.

Die schwankenden Östrogen- und Progesteronspiegel können eine Reihe von Symptomen auslösen, auf die wir in den nächsten beiden Kapiteln ausführlicher eingehen. Diese Symptome können über viele Mo-

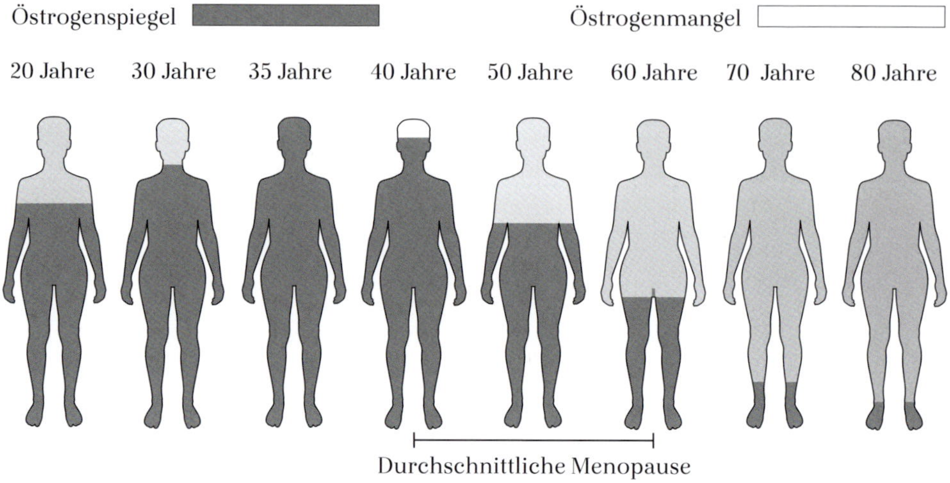

Entwicklung des weiblichen Östrogenspiegels

nate oder sogar Jahre hinweg kommen und gehen. Deshalb führen viele von uns diese Symptome auf Stress zurück. Nehmen wir zum Beispiel meine Erfahrung: Bevor ich merkte, dass ich in der Perimenopause war, vergaß ich die Namen von Medikamenten und hatte Angst, bei der Arbeit einen Fehler zu machen. Das war eine sehr besorgniserregende Erfahrung. Im Nachhinein erkenne ich, dass es zu einfach war, alles auf ein stressiges Arbeits- und Privatleben zurückzuführen.

Wann beginnt die Perimenopause?

Wie bei der Menopause gibt es kein festes Alter, in dem die Perimenopause beginnt, aber bei den meisten Frauen geschieht es um das 45. Lebensjahr herum. Bei etlichen Frauen kommt sie auch viel früher.

Wenn Sie vermuten, in der Perimenopause zu sein und 45 Jahre oder älter sind, suchen Sie sich ärztlichen Rat. Wie bei der Menopause sollte ein Arzt in der Lage sein, aufgrund von Veränderungen Ihrer Menstruation und anderer Symptome eine Diagnose zu stellen. Sie brauchen keine Blutuntersuchung zur Bestimmung Ihres Hormonspiegels zu machen, die ohnehin unzuverlässig ist.

Lesen Sie sich in den Kapiteln »Allgemeine Symptome« (Seite 23) und »Tabu-Symptome« (Seite 37) die Übersicht der Symptome in der

Perimenopause und in der Menopause durch und notieren Sie alle Symptome, die Sie verspüren. Führen Sie Tagebuch über Ihre Symptome und deren Veränderung im Laufe der Zeit. Dies kann die Diagnose erleichtern. Ein sehr nützliches Hilfsmittel dafür ist mein Menopause-Symptombogen, den Sie auch auf meiner Website finden.

Menopause-Symptombogen

Symptom	gar nicht	wenig	oft	sehr oft	Kommentar
schneller/unregelmäßiger Herzschlag					
Anspannung/Nervosität					
Schlafprobleme					
Erregung					
Panik-/Angstzustände					
Konzentrations-schwierigkeiten					
Müdigkeit/Antriebsmangel					
Desinteresse an vielem					
Niedergeschlagenheit					
Weinerlichkeit					
Reizbarkeit					
Schwäche-/Schwindel-gefühle					
Druck-/Engegefühl im Kopf					
Kopfschmerzen					
Taubheitsgefühl in Teilen des Körpers					
Muskel-/Gelenkschmerzen					
Gefühlsverlust in Händen/Füßen					
Atemschwierigkeiten					
Hitzewallungen					
nächtliche Schweiß-ausbrüche					
Libidoverlust					

Zum Notieren der Symptome können Sie auch meine kostenlose Balance-App (Seite 156) verwenden, die bereits Tausende von Frauen in mehr als 100 Ländern nutzen. Sie enthält Ratschläge und ermöglicht es Ihnen, Ihre Symptome, Stimmungen, Perioden, Ernährung, Bewegung und Meditation zu notieren. Außerdem enthält sie viele Informationen und Sie können sich einen Gesundheitsbericht herunterladen, den Sie dann Ihrem Arzt vorlegen können.

Welche Behandlung kann mir helfen?

Seien Sie beruhigt, es gibt mehrere wirksame Behandlungsmöglichkeiten. Viele Symptome der Perimenopause und der Menopause überschneiden sich, was bedeutet, dass Sie in der Regel von denselben Ratschlägen und Behandlungen profitieren, die auch für die Menopause angeboten werden. Ich werde im weiteren Verlauf des Buches auf die Behandlungsmöglichkeiten einschließlich der Hormonersatztherapie eingehen (Seite 49).

Es ist ein weit verbreiteter Irrglaube, dass Sie eine Behandlung erst dann beginnen können, wenn Sie tatsächlich in der Menopause sind. Das stimmt nicht. Wenn Ihre Symptome Ihr tägliches Leben beeinträchtigen, sollten Sie nicht warten. Je früher Sie behandelt werden, desto mehr Vorteile ergeben sich für Ihre zukünftige Gesundheit. Sprechen Sie mit einer Ärztin über mögliche Behandlungsmethoden, damit Sie eine fundierte Entscheidung treffen.

Der Übergang von der Perimenopause zur Menopause

Zwar überschneiden sich viele Symptome der Perimenopause und der Menopause, der Hauptunterschied aber ist folgender: In der Perimenopause kann sich die Häufigkeit, der Fluss oder die Dauer der Blutung verändern; die Menopause ist dann erreicht, wenn die Periode zwölf aufeinanderfolgende Monate ausbleibt.

Anne, 42

Anne war immer fit, gesund und eine optimistische Frau. Aber als sie 40 wurde, änderte sich alles. Zum ersten Mal in ihrem Leben litt sie unter unerträglichen Migräneanfällen und Herzklopfen. Sie hatte schreckliche Angstzustände, die aus dem Nichts kamen, sie war ausgelaugt und überempfindlich gegenüber ihrem Mann und ihren beiden Kindern. Selbst alltägliche Aufgaben wie das Entladen der Waschmaschine wurden für sie durch den Hirnnebel zu einer Herausforderung.

Drei Monate, nachdem sie 40 geworden war, hatte Anne den ersten von vielen Arztterminen, um herauszufinden, warum sie sich so schlecht fühlte. Mit einer langen Liste von Beschwerden ging sie zum Arzt, der ihr Sumatriptan gegen die Migräne verschrieb. Aber von dem Medikament fühlte sie sich erschöpft und krank. Nachdem sie bei einem weiteren Termin geschluchzt hatte, wurde ihr Citalopram verschrieben, ein Medikament gegen Angstzustände, von dem sie hoffte, es werde die Lösung sein. Nach sechs Monaten setzte sie es ab, weil es keine Wirkung zeigte.

Anne war verzweifelt und wollte alles versuchen. Eine Ultraschalluntersuchung ergab, dass ihr Herz völlig normal war. Rückblickend sagt Anne, dass sich zu dieser Zeit ihre Periode veränderte: In einigen Monaten war die Blutung leichter und kürzer als in anderen. Aber weder Anne noch ihr Arzt kamen darauf, dass sie auf die Wechseljahre zugehen könnte. Bei einem weiteren Termin bekam Anne ein Rezept für Betablocker ausgehändigt, die die Herzfrequenz verlangsamen und bei Angstzuständen helfen können, aber sie fühlte sich dadurch träge.

Bei einer Routineuntersuchung ihres Sohnes auf Asthma in derselben Praxis kam die Erleuchtung, als sie eine Dame im Wartezimmer über ihre Menopause sprechen hörte. Unter Tränen erzählte Anne einer freundlichen Ärztin von ihren Symptomen. »Sie werden nicht verrückt – Sie sind in der Perimenopause«, sagte die Ärztin und erklärte ihr, dass ihre Symptome wahrscheinlich auf den veränderten Hormonspiegel zurückzuführen seien. Zunächst verwarf Anne die Idee, denn sie war erst 41, sicherlich zu jung für die Perimenopause. Sie bekam eine Gestagen-Pille verschrieben, die gegen Migräne und Angstzustände half, jedoch auch starke Blutungen verursachte (die Gestagen-Pille ist keine Behandlungsoption für die Perimenopause).

Zu diesem Zeitpunkt kam Anne zu mir. Anhand ihrer langen Liste von Symptomen konnte ich erkennen, dass sie in der Perimenopause war. Ich verschrieb ihr eine Hormonersatztherapie (HRT), die ihre fehlenden Hormone ausglich und dadurch den Hormonmangel reduzierte, der als Folge der Perimenopause auftrat.

Es ist jetzt fast ein Jahr her, dass Anne mit der HRT begonnen hat, und sie sagt, die Wirkung sei unglaublich. Ihre Symptome hätten nachgelassen und statt des Gefühls, ihre besten Jahre hinter sich zu haben, freue sie sich auf das, was die Zukunft bringt.

Verhütungsmittel

Die Kombi-Pille, die Minipille, das Implantat, Spiralen, Kappen und Kondome … Millionen von Frauen wenden derzeit irgendeine Form der Empfängnisverhütung an, und viele haben dies den größten Teil ihres Erwachsenenlebens lang getan.

Wie wirken sich die Perimenopause und die Menopause auf die Wahl der Verhütungsmittel aus? Hier finden Sie Antworten auf wichtige Fragen.

Verändern Verhütungsmittel den Beginn der Perimenopause?

Nein, aber einige Verhütungsmethoden können Veränderungen der Periode verbergen, die oft ein frühes Anzeichen für die Perimenopause sind.

Kann ich in der Perimenopause die Verhütung beenden?

Vielleicht denken Sie, dass Sie in der Perimenopause und der Menopause nicht mehr verhüten müssen. Unsere Fruchtbarkeit nimmt ab Mitte 30 ab, aber es können immer noch Eizellen reifen, solange Sie Ihre Periode haben, auch wenn sie unregelmäßig ist.

Wenn Sie eine Schwangerschaft während der Perimenopause und der Menopause vermeiden wollen, müssen Sie weiterhin verhüten. Die Hormonersatztherapie (HRT) sollte im Allgemeinen nicht als Verhütungsmittel angewendet werden: Sie enthält nur geringe Mengen Hormone und wirkt daher nicht sicher. Einige Arten von Hormonersatztherapien können jedoch als Verhütungsmittel dienen, zum Beispiel die Mirena®-Spirale mit Östrogen.

In den aktuellen britischen Leitlinien wird empfohlen, dass Frauen unter 50 Jahren mindestens zwei Jahre lang nach der letzten Regelblutung verhüten, Frauen über 50 Jahre mindestens ein Jahr lang nach der letzten Periode.[1]

Welche Verhütungsmethode ist geeignet?

Immer mehr von uns entscheiden sich dafür, erst später im Leben Kinder zu bekommen. In England und Wales ist fast jede vierte Mutter bei einer Lebendgeburt bereits 35 Jahre oder älter.[2] Wenn Sie vermeiden wollen, schwanger zu werden, gibt es verschiedene Arten der Empfängnisverhütung.

BARRIEREMETHODEN: Dazu gehören Kondome für Männer, Kondome für Frauen (Femidom), Diaphragmen (Scheidenpessar) und Verhütungskappen (Portiokappen, sie werden über den Muttermund gestülpt). Für die Anwendung von Barrieremethoden gibt es keine Altersbeschränkungen. Barrieremethoden sind wichtig, wenn Sie in einer neueren Beziehung leben oder wenn das Risiko einer sexuell übertragbaren Infektion besteht.

STERILISATION ist eine dauerhafte Methode der Empfängnisverhütung für Menschen, die sicher sind, dass sie niemals Kinder oder keine weiteren Kinder bekommen möchten. Durch eine Sterilisation wird das Zusammentreffen von Ei- und Samenzellen verhindert.[3] Bei Frauen geschieht dies durch Durchtrennen, Versiegeln oder Blockieren der Eileiter, die die Eizelle vom Eierstock zur Gebärmutter führen. Während eine Sterilisation des Mannes (Vasektomie) sicher und in der Regel schnell und einfach durchzuführen ist, ist die Sterilisation der Frau mit größeren Risiken verbunden. Und sie stoppt Ihre Regelblutung nicht, sodass vielleicht eine lang wirkende Verhütungsmethode besser geeignet ist, weil sie Ihre Periode positiv beeinflussen kann.

ANTIBABYPILLE: Sie enthält sowohl Östrogene als auch Gestagene und ist eine beliebte Wahl bei jüngeren Frauen. Bei Frauen über 40 Jahren muss die Einnahme sorgfältig abgewogen werden. Ab einem Alter von 35 Jahren sollten Sie sie nicht nehmen, wenn Sie rauchen oder übergewichtig sind. Bei Frauen, die fit und gesund sind – also wenn Sie keine kardiovaskuläre Risikofaktoren oder Migräne haben –, kann die Einnahme der Pille dazu beitragen, dass Ihre Periode regelmäßiger verläuft und die Blutung nicht so stark ausfällt. Sie kann auch anstelle einer Hormonersatztherapie zur Behandlung von Wechseljahresbeschwerden und zur Vorbeugung gegen Osteoporose bei Frauen unter 50 Jahren genutzt werden. Allerdings sind die enthaltenen Hormone synthetisch und bergen mehr Risiken als die Einnahme einer Hormonersatztherapie.

REINE GESTAGEN-PILLE: auch bekannt als »Minipille«. Sie birgt weniger Risiken als die »normale« Pille und kann in jedem Alter so lange eingenommen werden, wie die Verhütung erforderlich ist. Die Regelblutungen können unregelmäßig werden, ganz ausbleiben oder länger dauern, wenn Sie diese Art von Pille einnehmen. Manchmal hilft sie auch bei starken, schmerzhaften Perioden.

DREIMONATSSPRITZE: Hier wird alle drei Monate ein Gestagen injiziert. Die Spritze kann bei starken Periodenblutungen hilfreich sein. Außerdem ist sie eine gute Wahl für diejenigen, die die Pille nicht regelmäßig einnehmen können. Wenn Sie ein erhöhtes Osteoporoserisiko haben, sollten Sie sich nach einer anderen Verhütungsmethode umsehen. Auch wenn Sie über 50 sind, sollten Sie eine niedriger dosierte Methode (zum Beispiel die reine Gestagen-Pille oder ein Implantat) in Betracht ziehen, da die Dreimonatsspritze mit einer geringeren Knochendichte bei Frauen in Verbindung gebracht wird.

VERHÜTUNGSSTÄBCHEN (Hormonimplantat): Hierbei handelt es sich um ein kleines Plastikstäbchen, das unter die Haut des Oberarms eingesetzt wird. Es gibt Gestagen ab und hält drei Jahre lang vor. Mit diesem Implantat kann die Periode unregelmäßig werden, ganz ausbleiben oder länger andauern. Das Implantat kann jedoch bei starken, schmerzhaften Perioden helfen.

SPIRALE: Es gibt zwei Arten von Spiralen.

1. Die Kupferspirale ist hormonfrei. Wenn sie nach dem 40. Lebensjahr eingesetzt wird, kann sie bis nach der Menopause im Körper verbleiben.
2. Die Hormonspirale enthält eine kleine Menge eines Gestagens, das allmählich freigesetzt wird. Sie kann während der Perimenopause sehr hilfreich sein, da sie als Verhütungsmittel dient, bei der Behandlung von starken Regelblutungen unterstützt (bei der Hälfte der Frauen bleibt während der Anwendung die Periode aus) und als Gestagen-Komponente der Hormonersatztherapie gilt. Das Präparat muss alle fünf Jahre gewechselt werden.

Kann ich eine HRT durchführen und verhüten?

Barrieremethoden, die reine Gestagenpille, die Dreimonatsspritze und das Verhütungsstäbchen können alle sicher in Kombination mit einer Hormonersatztherapie (HRT) angewendet werden. Frauen mit einer Hormonspirale als Teil ihrer HRT brauchen keine zusätzliche Empfängnisverhütung. Die Hormone in der Antibabypille verursachen eine monatliche Entzugsblutung, die wie eine Monatsblutung aussehen kann. Wenn Sie ein reines Gestagen-Kontrazeptivum verwenden, zum Beispiel die reine Gestagenpille, das Verhütungsstäbchen, die Dreimonatsspritze oder die Hormonspirale, kann es sein, dass Sie überhaupt keine Periodenblutung haben.

Beeinflussen Verhütungsmittel den FSH-Bluttest?

Wenn Sie herausfinden möchten, ob Sie in der Perimenopause oder Menopause sind, während Sie verhüten, notieren Sie sich alle Symptome. Außerdem kann ein Bluttest zur Überprüfung des FSH-Wertes hilfreich sein, um festzustellen, wie lange Sie verhüten müssen. Diesen Test kann Ihr Arzt durchführen. Wenn Ihr FSH-Spiegel erhöht ist und Sie jünger als 50 Jahre sind, sollten Sie zwei Jahre lang verhüten; wenn Sie über 50 sind, noch ein Jahr lang.

Wenn Sie die Antibabypille zur Empfängnisverhütung einnehmen, müssen Sie diese mindestens sechs Wochen vor dem Bluttest absetzen, da die Pille die Genauigkeit des Bluttests beeinträchtigen kann. Aber denken Sie daran, in der Zwischenzeit eine andere Verhütungsmethode zu nutzen. Hohe Dosen von Gestagenen in der Dreimonatsspritze können ebenfalls das Testergebnis beeinflussen.

Wie lange muss ich verhüten?

Es ist allgemein anerkannt, dass Frauen im Alter von 55 Jahren die Verhütung beenden können. Eine natürliche Empfängnis ab diesem Alter ist äußerst selten, selbst bei Frauen, die noch ihre Periode haben.

2 Allgemeine Symptome

Die Perimenopause und die Menopause haben mehr zu bieten als Hitzewallungen und wechselnde Perioden, denn Östrogen reguliert nicht nur unseren Menstruationszyklus. In den Zellen unseres Körpers wimmelt es von Östrogenrezeptoren, die dieses Hormon nutzen, um unser Gehirn und unseren Körper funktionsfähig zu halten. Ein schwankender Östrogenspiegel kann eine ganze Reihe von Symptomen auslösen. Unser Körper kann aber auch durch einen veränderten Progesteronspiegel beeinflusst werden, ein weiteres Hormon, das am Menstruationszyklus beteiligt ist.

Es mag Sie überraschen, dass auch Testosteron während der Perimenopause und der Menopause ins Spiel kommt. Auch wenn Sie Testosteron als ein ausschließlich »männliches« Hormon kennen, können Veränderungen des Testosteronspiegels in dieser Zeit Probleme bei Frauen verursachen, zum Beispiel Stimmungsschwankungen, Antriebsmangel und Probleme mit der Libido.

In diesem Kapitel werde ich Ihnen die häufigsten, aber auch die weniger bekannten Symptome der Perimenopause und der Menopause vorstellen und erklären, warum sie auftreten und was sie auslösen können.

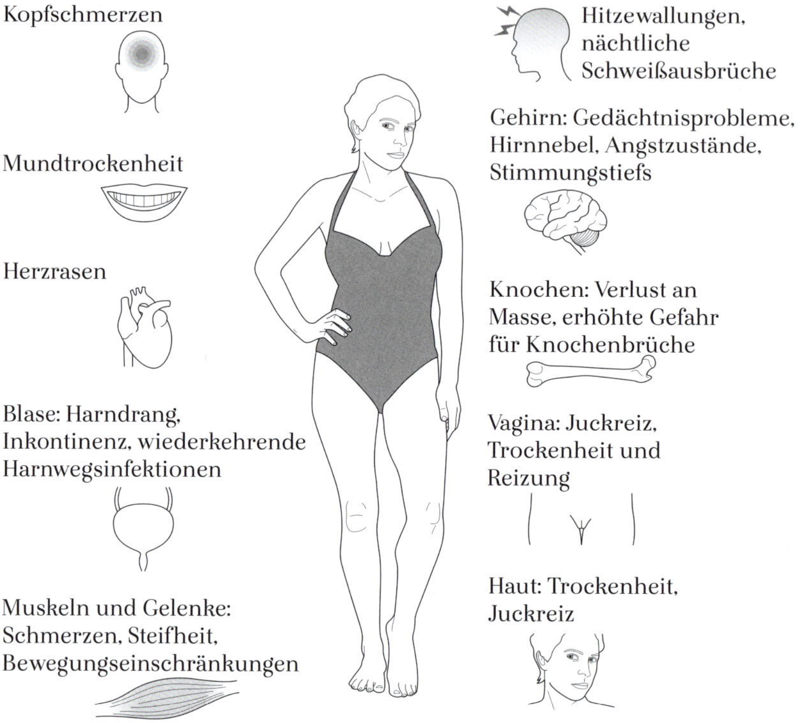

Mögliche Symptome und Veränderungen in der Perimenopause und der Menopause

Häufige Symptome in den Wechseljahren

Im Folgenden erläutere ich Ihnen die Gründe für einige der häufigsten und einige der überraschenden Symptome, die während der Perimenopause und der Menopause auftauchen können.

Veränderungen der Periode

Wie im vorherigen Kapitel beschrieben (Seite 13), sind schwankende Perioden oft das erste Anzeichen für die Perimenopause. Die Blutungen können leichter oder stärker sein, sich in der Dauer ändern oder ganz ausbleiben.

Denken Sie daran, dass der Hauptunterschied zwischen der Perimenopause und der Menopause darin besteht, dass die Periode in der Perimenopause nur schwankt, während sie in der Menopause ganz ausbleibt. Die Menopause beginnt, wenn Sie zwölf Monate hintereinander keine Regelblutung mehr hatten.

Hitzewallungen

Hitzewallungen sind ein klassisches Symptom der Menopause und zugleich das häufigste. Es betrifft drei Viertel aller Frauen.[4] Hitzewallungen können plötzlich und zu jeder Tageszeit auftreten und sich auf über Gesicht, Brust und Körper ausbreiten. Sie können begleitet sein von Schwitzen, Schwindelgefühl oder sogar Herzklopfen.

WIE KOMMT ES DAZU? Der genaue Grund ist nicht bekannt, aber manche Wissenschaftler nehmen an, dass ein sinkender Östrogenspiegel das Noradrenalin beeinflusst, ein weiteres Hormon, das unsere Körpertemperatur reguliert. Östrogen wirkt auch direkt auf die thermoregulierenden Bereiche unseres Gehirns.

WIE VIELE SIND NORMAL? Wie Sie im Laufe dieses Buches bemerken werden, gibt es sehr selten ein »normal«, wenn es um die Perimenopause und die Menopause geht. So wie wir nicht vorhersagen können, wann und wie lange die Wechseljahre dauern werden, ist auch der Schweregrad der Symptome von Frau zu Frau verschieden. Und die Symptome ändern sich in der Regel mit der Zeit. Hitzewallungen können ein paar Mal pro Woche oder jeden Tag, schlimmstenfalls auch stündlich auftreten. Bei manchen Frauen dauern sie nur kurz an, bei anderen mehrere Minuten.

Nächtliche Schweißausbrüche

Sie sind den Hitzewallungen ähnlich, aber – wie der Name schon sagt – immer von Schweißausbrüchen begleitet und ein Hauptgrund für Schlafstörungen bei Frauen in der Perimenopause und in der Menopause. Wie bei Hitzewallungen sollte ein Ausgleich Ihres Hormonmangels die Symptome lindern. (Tipps für einen erholsamen Schlaf finden Sie im Kapitel »Wechseljahre und Schlaf«, Seite 96.)

Müdigkeit und Schlafstörungen

Viele Frauen leiden in der Perimenopause und der Menopause unter Schlafproblemen, weil Östrogen und Testosteron (deren Spiegel sinkt) wichtig für eine gute Schlafqualität sind. Andere Symptome wie nächtliche Schweißausbrüche können den Schlaf ebenfalls stören. Im Kapitel »Wechseljahre und Schlaf« (Seite 96) finden Sie eine Übersicht über die Ursachen von Schlafstörungen und wie Sie sie lindern können.

Ängstlichkeit und Stimmungsschwankungen

Die meisten Frauen, die in meine Praxis kommen, haben Schwierigkeiten mit diesen Symptomen. Sie erzählen mir, dass es ihnen in einer Minute gutgeht und sie im nächsten Moment in Tränen ausbrechen oder unkontrollierte Wutanfälle bekommen.

WIE KOMMT ES DAZU? Schwankende Östrogen-, Progesteron- und Testosteronspiegel tragen zu Symptomen wie gedrückter Stimmung, Reizbarkeit und sogar extremer Wut bei. Diese Probleme treten sehr häufig auf und werden oft fälschlicherweise als klinische Depression diagnostiziert. Deshalb habe ich ein ganzes Kapitel dem Thema Menopause und psychische Gesundheit gewidmet (Seite 84).

Hirnnebel

Viele Frauen verwenden diesen Begriff als Sammelbegriff für kognitive Probleme wie Gedächtnis- und Konzentrationsschwächen. Sie vergessen Namen, können sich bei der Arbeit nicht konzentrieren oder fühlen sich einfach benebelt. Dieses Symptom kann sich auf die Karriere auswirken: Ich kenne Frauen, die ihren Job aufgegeben haben, weil sie überzeugt waren, sie hätten Demenz, obwohl ihr »Hirnnebel« in Wirklichkeit auf niedrige Hormonspiegel zurückzuführen ist.

WIE KOMMT ES DAZU? Hormone sind essenziell für wichtige Gehirnfunktionen, zum Beispiel Wahrnehmung und Erinnerungsvermögen. Wenn der Hormonspiegel sinkt, führt dies häufig zu Symptomen, die unser Gedächtnis beeinträchtigen. Andere Symptome wie Müdigkeit und Schlafprobleme können den Hirnnebel ebenfalls verschlimmern.

Gelenkbeschwerden

Frauen klagen oft über schmerzende und steife Gelenke. Östrogen ist sehr wichtig zum »Schmieren« der Gelenke und zur Verhinderung von Entzündungen. Daher kann ein Östrogenmangel Schmerzen verursachen.

Unsere Knochen sind lebendes Gewebe, das sich im Laufe unseres Lebens ständig verändert, damit es möglichst gesund bleibt. Sie haben Zellen in Ihrem Körper, die ständig neuen Knochen bilden (Osteoblasten), und andere Zellen, die alten Knochen abbauen (Osteoklasten). Bis Sie etwa 30 Jahre alt sind, bauen Sie normalerweise mehr Knochenmasse auf als ab. In den Wechseljahren erfolgt der Knochenabbau jedoch schneller als der Knochenaufbau, was zu einem Verlust an Knochenmasse führt.

Herzrasen

Kurzfristig können die Perimenopause und die Menopause Herzklopfen verursachen – Sie haben dann das Gefühl, dass Ihr Herz schneller schlägt als normal. Das kann manchmal auch während einer Hitzewallung auf-

Erhöhte Osteoporosegefahr

In den ersten fünf Jahren der Menopause verlieren Frauen etwa ein Prozent ihrer Knochenmasse. Dadurch erhöht sich das Risiko für Osteoporose, eine Erkrankung, die unsere Knochen schwächt und die Wahrscheinlichkeit erhöht, dass sie brechen. Weitere Risikofaktoren für Osteoporose sind eine familiäre Vorbelastung mit dieser Erkrankung, die Einnahme bestimmter Medikamente wie Steroide und ein niedriger Body-Mass-Index (BMI). Der BMI berechnet sich aus Größe und Gewicht einer Person (Körpergewicht in Kilogramm, geteilt durch das Quadrat der Körpergröße in Metern) und gibt an, ob sie ein gesundes Gewicht hat. Ein Wert unter 18,5 gilt als zu niedrig. Auch Rauchen und regelmäßiger Alkoholkonsum erhöhen die Osteoporosegefahr.

Wenn bei Ihnen Osteoporose diagnostiziert wird, sollte Ihre Ärztin Sie über die Behandlungsmöglichkeiten aufklären, die Folgendes umfassen können: Hormone, Bisphosphonate (Medikamente, die den Knochenabbau in Ihrem Körper verlangsamen) sowie Kalzium- und Vitamin-D-Präparate.

treten und ist oft auf Hormonschwankungen zurückzuführen. Suchen Sie trotzdem einen Arzt auf, wenn solche Symptome bei Ihnen auftreten.

WIE KOMMT ES DAZU? Östrogen trägt zum Schutz unserer Arterien bei, indem es die Bildung von Fettablagerungen reduziert, die die Arterien verengen können, sodass Blut und Sauerstoff nicht zu unseren lebenswichtigen Organen gelangen können. Es hilft auch bei der Kontrolle des Cholesterinspiegels. Ein niedriger Östrogenspiegel während der Perimenopause und nach der Menopause führt bei Frauen zu einem erhöhten Risiko für die Entwicklung von Herz-Kreislauf-Erkrankungen, zu denen neben Herzkrankheiten auch Schlaganfall und vaskuläre Demenz gehören können. Frauen, die eine frühe Menopause durchmachen und nicht mit einer Hormonersatztherapie behandelt werden, haben ein noch höheres Risiko für Herz-Kreislauf-Erkrankungen und Osteoporose, weil ihr Östrogenspiegel länger niedrig bleibt.

Migräne

Frauen leiden dreimal häufiger unter Migräne als Männer.[5] Das können mäßige bis starke Kopfschmerzen sein, die oft eine Seite des Kopfes betreffen.

HÄUFIGE ARTEN SIND:

- Migräne mit Aura-Symptomen, die als Warnzeichen (Red Flags) wirken, kurz bevor eine Migräne auftritt, darunter blinkende Lichter, Schwindel, Benommenheit oder Kribbeln
- Migräne ohne Aura, die häufigste Form, bei der die Migräne ohne diese spezifischen Warnzeichen auftritt
- stille Migräne, bei der eine Aura oder ein anderes Migränesymptom auftritt, sich aber keine Kopfschmerzen entwickeln

WIE KOMMT ES DAZU? Veränderte Hormone, insbesondere ein Absinken des Östrogenspiegels, können bei einigen Frauen Migräne auslösen. Bei jüngeren Frauen geschieht dies in der Regel ein oder zwei Tage vor ihrer Periode oder während der siebentägigen Pause bei Frauen, die die Antibabypille einnehmen.

Migräne ohne Aura kann durch den Abfall des Östrogenspiegels während der Perimenopause und der Menopause stark beeinflusst werden. Sehr häufig tritt Migräne ohne Aura in dieser Phase häufiger und heftiger auf und korreliert mit einer stärkeren und unregelmäßigeren Periode. Migräne mit Aura neigt dagegen dazu, zuzunehmen, wenn Ihr Körper einen höheren Östrogenspiegel aufweist, zum Beispiel während der Schwangerschaft oder bei Einnahme der Antibabypille.

Wenn Sie zum ersten Mal eine Hormonersatztherapie durchführen, können Schwere oder Häufigkeit der Migräne kurzfristig zunehmen, weil Ihr Körper sich an den erhöhten Östrogenspiegel erst gewöhnen muss. Dies legt sich jedoch in der Regel und die Migräne verbessert sich.

Migräne kann auch durch andere Symptome wie Hitzewallungen, nächtliche Schweißausbrüche, Schlafprobleme und Stimmungsschwankungen ausgelöst werden. Nach einer natürlichen Menopause nimmt die Häufigkeit der Migräne im Allgemeinen ab, da die hormonellen Auslöser für Kopfschmerzen mit der Zeit abklingen. Allerdings kann das mehrere Jahre dauern.

Veränderung der Körperform und Gewichtszunahme

Durch eine Kombination aus Hormonveränderungen, Müdigkeit und stressbedingtem Bequemlichkeitsessen nehmen viele Frauen während der Schwangerschaft, Perimenopause und Menopause etwas zu. Die Art und Weise, wie unser Körper Fett speichert, ändert sich ebenfalls. Bei jüngeren Frauen ist das Fett normalerweise um die Hüften und Oberschenkel verteilt, später konzentriert es sich mehr um die Mitte und der sogenannte »Rettungsring« entsteht.[6]

Dies geschieht, weil unser Körper den sinkenden Östrogenspiegel in den Eierstöcken erkennt und das Hormon anderswo sucht, nämlich in einer schwachen Form des Östrogens, die von den Fettzellen produziert wird. Der Körper versucht, mehr von diesem Östrogen zu bilden, indem er Fettspeicher aufbaut. Viele Frauen können feststellen, dass sie mehr Fett um die Mitte herum entwickeln, weil der Körper versucht, eine Östrogenreserve in den Fettzellen anzulegen.

Frauen in den Wechseljahren reagieren auch anders auf Glukose (Zucker) und haben ein höheres Risiko, resistent gegen Insulin zu werden. Insulin hilft unserem Körper, Glukose zur Energiegewinnung zu nutzen. Durch die Insulinresistenz steigt das Risiko für einen Typ-2-Diabetes und eine Gewichtszunahme.

Ein niedrigerer Testosteronspiegel während der Perimenopause und der Menopause kann den Stoffwechsel verlangsamen, wodurch es schwieriger wird, Fett abzubauen. Außerdem kann er zu einer Abnahme der Muskelmasse und einem niedrigeren Energielevel führen, was wiederum den Grundumsatz senken kann. Das bedeutet, dass Sie weniger Kalorien verbrennen, selbst wenn Sie genau so viel essen wie vor der Perimenopause.[7]

Veränderungen der Brüste

Möglicherweise bemerken Sie eine Veränderung von Größe und Form Ihrer Brüste. Sie können auch empfindlich werden. Knoten in den Brüsten können in der Perimenopause und der Menopause ebenfalls gehäuft auftreten, das ist in der Regel kein Grund zur Sorge. Lassen Sie sich ärztlich untersuchen, wenn Sie sich Sorgen machen.

WIE KOMMT ES DAZU? Der sinkende Östrogenspiegel wirkt sich auf das Milchdrüsensystem der Brüste aus und bewirkt, dass das Drüsengewebe Wasser verliert und schrumpft. Die Brüste verlieren allmählich ihre runde Form und können anfangen zu hängen.

Hautveränderungen

Hautprobleme sind ein häufiges und belastendes Symptom der Perimenopause und der Menopause. Frauen klagen oft darüber, dass ihre Haut spannt, sich trocken anfühlt und blass ist. Fältchen können deutlicher hervortreten, und manche Frauen bekommen wieder Akne wie in der Pubertät. Aber nicht nur die Gesichtshaut kann betroffen sein. Viele Frauen leiden unter unerträglich trockener oder juckender Haut am ganzen Körper. Manche Frauen erleben ein sehr unangenehmes Gefühl, die sogenannte »Ameisenlaufen« – es fühlt sich an, als ob Ameisen auf (oder unter) ihrer Haut krabbelten.

WIE KOMMT ES DAZU? Die meisten unserer Hautzellen haben Östrogenrezeptoren und Östrogen hat vier wichtige Funktionen in unserer Haut:

1. Es stimuliert die Sekretion unserer Talgdrüsen, die unsere Haut mit Feuchtigkeit versorgt.
2. Außerdem produziert es Hyaluronsäure, eine gelartige Substanz in der Dermis, der Hautschicht direkt unter der Hautoberfläche. Hyaluronsäure ist ein natürlicher Feuchtigkeitsspender und speichert Wasser, das der Haut Fülle verleiht und Fältchen sowie Trockenheit reduziert.
3. Es produziert Ceramid, ein Lipid oder Öl, das die oberste Schicht der Haut (Epidermis) festigt, sodass sie Wasser speichert und die Haut vor Irritationen schützt.
4. Es baut Kollagen auf, ein Bindegewebsprotein, das unserer Haut Struktur und Festigkeit verleiht.

Wenn der Östrogenspiegel während der Perimenopause und der Menopause sinkt, sinken auch der Kollagengehalt und die natürlichen Feuchthaltemittel (Talg, Hyaluronsäure und Ceramide), sodass es nicht verwunderlich ist, dass wir trockene Haut bekommen können.

Manche Frauen stellen fest, dass ihre Haut fleckiger und fettiger wird. Das kann passieren, wenn Testosteronveränderungen eine Überproduktion von Talg verursachen, was zu verstopften Haarfollikeln und Ausbrüchen führt.

Veränderungen der Haare

Manche Frauen stellen fest, dass ihr Haar während der Perimenopause und Menopause trocken, dünner und glanzloser wird. Andere bemerken, dass sie eine auffälligere Gesichtsbehaarung an der Lippen- und Kinngegend bekommen, was sich auf ihr Selbstwertgefühl auswirken kann.

Hautpflege während der Wechseljahre

Dr. Sajjad Rajpar, beratender Dermatologe, ist bereits als Gast in meinem Podcast aufgetreten. Er gibt die folgenden Ratschläge:

- Pflegen Sie Ihre Hände: Sanfte Körperreinigungsmittel sind preiswert und schonend für Ihre Haut. Schwach feuchtigkeitsspendende Lotionen können auch anstelle von Seife dazu dienen, Ihre Haut zu reinigen und ihr Feuchtigkeit zuzuführen.
- Verzichten Sie auf Peelingschwämme beim Duschen: Schrubben Sie trockene oder juckende Haut nicht, denn dabei reiben Sie Fette ab und setzen gleichzeitig Histamin in der Haut frei, was den Juckreiz noch verstärkt.
- Tragen Sie Sonnenschutzmittel auf: Ein sinkender Östrogenspiegel bedeutet, dass auch die Zahl der Zellen abnimmt, die Melanin produzieren, das unsere Haut vor der Sonne schützt. Die Haut in den Wechseljahren ist daher anfälliger für Sonnenschäden. Wählen Sie ein Sonnenschutzmittel mit hohem Lichtschutzfaktor (idealerweise LSF 50).

WIE KOMMT ES DAZU? Ein Mangel an Östrogen kann die Beschaffenheit unserer Haare beeinflussen, sodass es anfälliger für Haarbruch wird. Wenn der Östrogenspiegel sinkt, treten manchmal Androgene (ein Sammelbegriff für männliche Hormone) stärker in Erscheinung. Dieses Ungleichgewicht der Hormone kann unsere Haarfollikel schrumpfen lassen, wodurch unser Haar feiner wird. Es kann auch für die Gesichtsbehaarung verantwortlich sein.

Tipps für schöne Haare

Matthew Curtis ist ein bekannter Friseur im Großbritannien, der die folgenden Ratschläge gibt:

- Viele Frauen stellen fest, dass ein Wechsel der Haarpflegeprodukte eine positive Auswirkung auf ihre Haarstruktur und ihr Haarwachstum hat.
- Eine Kopfhautbehandlung kann das Wachstum neuer Haare anregen.
- Der Wechsel zu einer Bürste mit weichen Borsten kann die Spannung im Haar verringern.
- Viele Frauen verwenden alte Haartrockner, die das Haar schrumpfen lassen können, wodurch es Feuchtigkeit verliert und trockener wird. Neue Haartrockner verfügen über eine variable Hitzeeinstellung und manche sogar über einen intelligenten Sensor.

Östrogen und Covid-19

Die Coronapandemie ist eine der verheerendsten Gesundheitskrisen seit Menschengedenken und wirkt sich auf unser aller Leben in vielerlei Hinsicht aus. Schon früh während der Pandemie wurde klar, dass Männer im Vergleich zu Frauen ein höheres Risiko haben, an Covid-19 schwer zu erkranken oder sogar daran zu sterben. Warum ist das so? Neue Erkenntnisse deuten eindeutig auf Östrogen und seine schützende Wirkung im weiblichen Körper hin.

Wie trägt Östrogen zum Schutz vor Infektionen bei?

Neben meinem Medizinstudium habe ich auch einen Abschluss in Immunologie gemacht und bin seit vielen Jahren fasziniert von der Rolle, die Östrogen bei der Bekämpfung von Infektionen spielt. Wir wissen jetzt alles über die schützenden Eigenschaften von Östrogen in unserem gesamten Körper, einschließlich unserer Stimmung, unserer Knochen und unseres Herz-Kreislauf-Systems.

Aber es gibt Östrogenrezeptoren in allen Zellen, die Infektionen bekämpfen, die sogenannten Immunzellen. Östrogen wirkt auf die Anzahl, die genetische Programmierung und die Lebensdauer all dieser Immunzellen. Es steuert auch die Produktion von Zytokinen (Chemikalien, die von diesen Immunzellen als Reaktion auf eine Infektion produziert werden). Das ist von entscheidender Bedeutung, da eine starke Anhäufung von Zytokinen (bekannt als Zytokinsturm) zu Organ- und Gewebeschäden führen kann. Der Zytokinsturm kann nur schwer ausgeschaltet werden, wenn er aktiv wird.

Ist jemand an Covid-19 erkrankt, kann Östrogen die Produktion von Zytokinen regulieren und reduzieren, darunter auch Interleukin-6. Es verringert das Risiko eines Zytokinsturms und reduziert Gewebeschäden, insbesondere des Atmungssystems, das bei einer Covid-19-Infektion besonders anfällig ist. Dies bedeutet, dass diese Chemikalien gesunde Zellen nicht schädigen.

Außerdem arbeiten die Immunzellen bei der Bekämpfung von Covid-19-Infektionen mit Östrogen effizienter. Dies könnte auch der Grund dafür sein, dass weniger Frauen als Männer an Covid-19 zu sterben drohen. Östrogen hemmt auch das ACE (Angiotensin-konvertierendes Enzym), das Schäden an Herz, Lunge, Nieren, Nervensystem und Darm verursachen kann.

Kann Östrogen zur Bekämpfung von Covid-19 beitragen?

Während ich dieses Buch schreibe, ist die Forschung über den Zusammenhang zwischen Covid-19 und Östrogen noch im Entstehen, denn leider hat die Gesundheit von Frauen im Allgemeinen keine Priorität für die Forschung. Eine Analyse der elektronischen Krankenakten von fast 70 000 Patienten aus 17 Ländern, die positiv auf Covid-19 getestet waren, ergab jedoch, dass Frauen, die eine Östrogenersatztherapie (HRT) durchführen, ein 50 Prozent geringeres Risiko haben, an Covid-19 zu sterben, als Frauen, die keine HRT einnehmen.[8]

Was ist mit Long Covid?

Von Long Covid spricht man, wenn jemand eine Covid-19-Infektion hatte und seit mehr als vier Wochen mit den Symptomen kämpft.[9] Es hat sich gezeigt, dass Frauen, die nach der Menopause an Covid-19 erkranken, mit höherer Wahrscheinlichkeit einen schweren Verlauf haben werden.[10]

Frauen in den frühen 50ern bilden die größte Gruppe der Long-Covid-Erkrankten. Viele Symptome ähneln denen der Perimenopause, zum Beispiel Müdigkeit, Gelenkschmerzen und Steifheit, Stimmungsschwankungen, Angstzustände und Hirnnebel. Es ist auch wahrscheinlich, dass das Coronavirus direkt die Funktionsweise und die Hormonproduktion der Eierstöcke beeinflusst.

Bei einer Online-Umfrage unter 1 294 Frauen mit Long Covid gaben drei Viertel der Befragten an, dass sich ihre Periode seit der Covid-Erkrankung verändert habe. Ihre Symptome verschlimmerten sich vor oder während der Periode, wenn der Hormonspiegel auf dem niedrigsten Level war.

Weltweit wurden spezielle Kliniken für Long Covid eingerichtet, um Menschen zu helfen, die unter den langfristigen Auswirkungen des Virus leiden. Ich hoffe, dass alle Frauen, die eine dieser Kliniken aufsuchen, gefragt werden, ob sie in der Perimenopause oder in der Menopause sind, und dann die entsprechende Behandlung erhalten, die oft eine HRT beinhaltet. Dies wird wahrscheinlich viele der Symptome sowie ihre zukünftige Gesundheit verbessern.

3 Tabu-Symptome

Als Ärztin mit fast drei Jahrzehnten klinischer Erfahrung und als Frau habe ich kein Problem damit, über den weiblichen Körper zu sprechen. Die meisten Ratschläge für die Perimenopause und die Menopause konzentrieren sich auf wohlbekannte Probleme wie Hitzewallungen. Leider landen aber noch zu viele Symptome in der Schublade »peinlich« oder »zu heikel, um darüber zu sprechen«. Ich weiß, dass es einige Symptome gibt, zum Beispiel Scheidentrockenheit oder geringe Libido, über die Sie nur ungern mit Ihren Lieben am Esstisch oder mit Ihren Freunden in der Kneipe reden. Vielleicht fühlen Sie sich sogar außerstande, mit einer Ärztin darüber zu sprechen. Ich verstehe, dass das nicht leicht ist. Aber um diese Art von Symptomen mit der richtigen Behandlung anzugehen, sollten Sie sie nicht ignorieren, sondern sich ihnen stellen und über sie sprechen.

In diesem Kapitel werden wir diese sogenannten »peinlichen« Symptome besprechen: Warum treten sie auf? Welche Anzeichen gibt es? Und vor allem: Was können Sie dagegen tun?

Scheidentrockenheit

Östrogen ist ein natürliches Gleitmittel, das unsere Vagina und Vulva gesund erhält. Wenn der Östrogenspiegel während der Perimenopause und der Menopause sinkt, kann das Gewebe dünner werden. Dadurch werden die Vagina und das umliegende Gewebe trocken, jucken und entzünden sich.

Vaginale Trockenheit, atrophische Vaginitis oder vaginale Atrophie sind Begriffe, die häufig zur Beschreibung dieser Symptome verwendet werden; das Problem reicht jedoch viel weiter. Wenn Menschen von der Vagina sprechen, meinen sie eigentlich die Vulva, die äußeren Geschlechtsorgane der Frau. Die Vagina ist der kurze, muskulöse und elastische Kanal, der von der Vulva und den inneren und äußeren Schamlippen zum Gebärmutterhals führt.

Bei Scheidentrockenheit kann Sex schmerzhaft sein. Eine trockene Scheide ist jedoch nicht nur ein Problem für Frauen, die sexuell aktiv sind, sondern sie kann auch den normalen Alltag beeinträchtigen, zum Beispiel bestimmt sie mit, wie lange Sie sitzen können oder welche Kleidung oder Unterwäsche Sie wählen. Fahrradfahren und sogar Spazierengehen kann unangenehm und schmerzhaft sein.

Die Schmerzen können zeitweise oder sogar ständig auftreten, zu jeder Tageszeit und unabhängig davon, was Sie gerade tun. Bei manchen Frauen treten die Beschwerden nur auf, wenn das Gewebe gedehnt wird, zum Beispiel beim Sex oder bei der Verwendung von Tampons. Das liegt daran, dass das Gewebe um die Vagina herum weniger flexibel geworden ist und sich nicht mehr so leicht ausdehnt wie früher.

Leider können diese Symptome fortbestehen oder sogar nach dem Ende der Menopause neu auftreten. Daher ist eine langfristige Behandlung wichtig.

Die Hormonersatztherapie (HRT) trägt dazu bei, das Hormonungleichgewicht zu korrigieren, und lindert in der Regel auch die Symptome. (Mehr dazu im Kapitel »Was ist eine Hormonersatztherapie?«, Seite 50.) Sehr wirksam ist die lokale Behandlung mit Östrogen direkt an der betroffenen Stelle, die nicht mit der HRT zu verwechseln ist. Vaginale Östrogenbehandlungen können sicher über einen längeren Zeitraum und zusätzlich zur HRT angewendet werden. Lokales (vaginales) Östrogen ist auf Rezept erhältlich. Im Folgenden erläutere ich die Darreichungsformen, die zur Verfügung stehen.

Vaginalzäpfchen

Vaginalzäpfchen werden sehr häufig angewendet und enthalten ein Östrogen namens Östradiol. Meist werden sie mit einer Einführhilfe in die Scheide eingeführt. In den ersten zwei Wochen werden sie täglich verabreicht, danach zweimal wöchentlich. In der Regel werden die Zäpfchen über Nacht eingeführt, damit sie mehrere Stunden in der Scheide verbleiben können. Wenn sich durch die Anwendung zweimal wöchentlich die Symptome nicht bessern, können Sie das Vaginalzäpfchen auf Anraten Ihres Arztes auch häufiger anwenden.

Es gibt auch Zäpfchen, die ein sanfteres, niedriger dosiertes Östrogen namens Östriol enthalten. Sie sehen aus wie kleine Wachskugeln. Allerdings können sie manchmal zu Ausfluss führen, wenn sich das Produkt auflöst. Frauen, denen dieses Produkt verschrieben wird, wird im Allgemeinen geraten, drei Wochen lang jede Nacht ein Zäpfchen einzuführen, danach zweimal pro Woche.

Andere Vaginalzäpfchen enthalten DHEA, ein Hormon, das unser Körper auch selbst produziert. Einmal in der Scheide, wird DHEA in Östrogen und auch Testosteron umgewandelt. Es kann mit oder ohne Einführhilfe verwendet werden. Die normale Dosis ist ein Zäpfchen pro Nacht.

Creme oder Gel

Östrogenhaltige Cremes werden normalerweise zwei Wochen lang jeden Tag in die Scheide eingeführt, danach zweimal wöchentlich. Sie können dazu eine Einführhilfe verwenden oder Sie können die Creme mit den Fingerspitzen auf und um die Vulva herum auftragen. Manche Frauen bevorzugen ein Gel, das niedriger dosiert ist und normalerweise mit einer Einführhilfe geliefert wird. Es wird im Allgemeinen drei Wochen lang jede Nacht angewendet, danach zweimal pro Woche.

Ring

Ein Östrogenring ist ein weicher, flexibler Silikonring, den Sie in Ihre Vagina einführen. Er gibt eine gleichmäßige Dosis Östradiol ab und wird in der Regel alle drei Monate ausgetauscht. Die Dosis ist etwas stärker als bei den Vaginalzäpfchen. Sie können den Ring selbst einführen oder von einem Arzt einführen lassen. Beim Sex können Sie den Ring in der Scheide belassen oder ihn selbst entfernen und später wieder einsetzen, ganz wie Sie möchten.

Vaginale Feuchtigkeits- und Gleitmittel

Diese Produkte enthalten kein Östrogen, tragen aber dazu bei, das Gewebe mit Feuchtigkeit zu versorgen und das Schmerzempfinden zu verringern. Feuchtigkeitscremes beruhigen den ganzen Tag über. Ihre Wirkung hält länger an, sodass Sie sie möglicherweise nur alle zwei oder drei Tage auftragen müssen.

Es ist sehr wichtig, dass alle von Ihnen verwendeten Gleitmittel oder Feuchtigkeitscremes auf den pH-Wert der Vagina abgestimmt sind und keine Reizung oder Verschlimmerung der Symptome verursachen. Es lohnt sich, vor der Anwendung einen Hauttest durchzuführen. Wenn Sie ein Stechen, Brennen oder einen Juckreiz verspüren, sollten Sie das Mittel sofort abwaschen.

Wenn Sie wissen, dass Sie eine empfindliche Vagina oder Blase haben, sollten Sie auf Gleitmittel zurückgreifen, die Glycerin oder Glykole enthalten. Auf ein anderes Produkt umsteigen sollten Sie, wenn Sie feststellen, dass das Gleitmittel oder die Feuchtigkeitscreme Ihre vaginalen Symptome beeinträchtigt. Möglicherweise müssen Sie einige Marken ausprobieren, bevor Sie ein Produkt finden, das Ihnen zusagt.

Einige Gleitmittel und Feuchtigkeitscremes enthalten Parfüm-, Farb- und Geschmacksstoffe, die von der Haut absorbiert werden und allergische Reaktionen und Reizungen verursachen können. Bestimmte Gleitmittel enthalten Chemikalien, die ein kribbelndes oder kühlendes Gefühl im Genitalbereich hervorrufen und Ihr sexuelles Vergnügen verstärken.

All diese Produkte können jedoch auch Ihre Symptome verschlimmern. Dann setzen Sie sie sofort ab.

Wenn Sie zur Verhütung Kondome verwenden und beim Sex ein Gleitmittel auftragen, stellen Sie sicher, dass es sich um ein Mittel auf Wasserbasis handelt, da diese Produkte das Latex im Kondom nicht auflösen.

Harnwegs-, Blasen- und Vaginalprobleme

Es ist allgemein bekannt, dass Schwangerschaft und Geburt sowie das Älterwerden unseren Beckenboden schwächen. Der Beckenboden ist die stützende Muskelschlinge, die hilft, Darm, Blase und Gebärmutter zu schützen. Außerdem beeinflusst er die Empfindungen beim Sex. Bei der Gesunderhaltung des Beckenbodens spielt auch Östrogen eine wichtige Rolle – das bedeutet, dass die Hormonveränderungen während der Perimenopause und der Menopause auch Ihren Beckenboden beeinträchtigen können.

Vielleicht tritt eines der folgenden Symptome bei Ihnen zum ersten Mal während der Perimenopause oder Menopause auf oder bestehende Probleme verschlimmern sich in dieser Zeit.

PROBLEME BEIM WASSERLASSEN:

- Belastungsinkontinenz: Auslaufen von Urin beim Husten oder Niesen, beim Heben von Gegenständen oder beim Sport. Wenn Sie solche Probleme haben, sind Sie möglicherweise versucht, Ihre Blase in kürzeren Abständen zu entleeren, aber das kann das Problem verschlimmern. Mit der Zeit kann die Blase dann nur noch eine geringe Menge Urin aufnehmen und muss häufig entleert werden.
- Dranginkontinenz: Der Harndrang ist so stark, dass Harn ausläuft, bevor Sie zur Toilette kommen.

- Nykturie: Sie müssen nachts aufstehen, um auf die Toilette zu gehen.
- Harnwegsinfektionen: können zu häufigerem Harndrang, einem brennenden Gefühl und Unterleibsschmerzen führen. Diese Symptome können auch ohne eine tatsächliche Infektion auftreten und die Folge eines niedrigen Östrogenspiegels im Gewebe sein. Manche Frauen entwickeln rezidivierende Harnwegsinfektionen (Harnwegsinfektionen, die in den letzten sechs Monaten zweimal oder öfter aufgetreten sind oder mehr als dreimal in den letzten zwölf Monaten).

VAGINALE PROBLEME:

- Vermindertes Gefühl oder Schmerzen beim Geschlechtsverkehr
- Prolaps: ein Gefühl von Druck, Schwere oder einer Ausbuchtung nach unten

Wie können diese Symptome behandelt werden?

Wenn Sie unter wiederkehrenden Harnwegsinfektionen oder unter einem anderen der aufgezählten Symptome leiden, ist es wichtig, sich ärztlich behandeln zu lassen. Inkontinenzeinlagen und -unterwäsche haben sich in den letzten Jahren etwas verändert. Unförmige Einlagen wurden durch schlankere, hübschere Designs ersetzt. Aber eine Harninkontinenz sollte zu keinem Zeitpunkt im Leben einer Frau als normal akzeptiert werden.

Der erste Schritt besteht darin, die Beckenbodenmuskulatur gezielt zu trainieren, um sie wieder zu stärken. Dies kann durch Beckenbodenübungen geschehen, die Sie mit ein wenig Übung auch zu Hause durchführen können (Seite 44).

Wenn Sie sich Sorgen über Vaginal- oder Blasenbeschwerden machen, behalten Sie das nicht für sich, sondern wenden Sie sich an ihre Ärztin und bitten Sie um eine Überweisung zu einer Physiotherapeutin, die eine Zusatzqualifikation zum Thema Beckenboden hat. Sie kann das Ausmaß Ihres Problems beurteilen und einen individuellen Trainingsplan für Sie erstellen. Außerdem kann eine Behandlung des niedrigen Östrogenspiegels in diesen Bereichen entweder durch vaginales Östrogen (Seite 38) oder eine Hormonersatztherapie (oder oft eine Kombination von beidem) sehr vorteilhaft sein und die Symptome bessern.

Geringe Libido

Wenn der Östrogen- und der Testosteronspiegel sinken, wirkt sich das direkt auf die Libido aus, was die Erregung erschwert. Müdigkeit kann ebenfalls eine Rolle bei der Verringerung des Sexualtriebs spielen. In der Lebensmitte haben die meisten von uns ein anstrengendes Arbeitsleben und zahlreiche weitere Verpflichtungen, sodass wir den Sex oft vernachlässigen. Viele Frauen sagen mir: »Ich habe keine Lust auf Sex« oder »Ich gehe früh ins Bett und will nicht, dass mir mein Partner nahekommt«.

Bei der Libido geht es nicht nur um Hormone – es geht auch darum, wie eine Frau sich selbst fühlt. Es sind auch psychische Faktoren im Spiel, zum Beispiel ein geringes Selbstwertgefühl, Gewichtszunahme und Reizbarkeit. Wenn Sie Ihr Selbstvertrauen verloren haben, sich müde oder ängstlicher fühlen, ist Sex wahrscheinlich das Letzte, woran Sie denken. Bei manchen Frauen löst sogar die Berührung durch ihren Partner oder Händchenhalten eine Hitzewallung aus, was für eine sexuelle Beziehung nicht gerade förderlich ist.

Scheidentrockenheit ist ein weiteres großes Problem, das Geschlechtsverkehr unangenehm und schmerzhaft macht. Selbst wenn eine Frau Lust auf Sex hat, kann der Geschlechtsverkehr körperlich sehr unangenehm sein.

Übungen zur Stärkung des Beckenbodens

Nicola Mulkeen ist Physiotherapeutin mit Schwerpunkt Beckenboden. Sie empfiehlt die folgenden Übungen, die ein bisschen Training erfordern. Probieren Sie sie aus, immer mal wieder kurz, aber dafür häufiger.

1. Setzen Sie sich bequem hin und stellen Sie beide Füße auf den Boden. Verbinden Sie sich mit Ihrer Atmung, indem Sie einige tiefe Atemzüge ein- und ausatmen.
2. Wenn Sie ausatmen, drücken und heben Sie den Bereich, wo sich Ihre Harnröhre befindet, von unten nach vorn. Stellen Sie sich vor, Sie würden einen Reißverschluss hochziehen.
3. Halten Sie die Position bis zu zehn Sekunden, bevor Sie langsam wieder loslassen. Wiederholen Sie die Übung 10-mal.
4. Führen Sie die Übung nun schneller durch: Schnell heben und drücken, dann vollständig loslassen. Wiederholen Sie auch diese Übung 10-mal.

Wir machen sowohl die langsamen als auch die schnellen Übungen, weil der Beckenboden über zwei Arten von Muskeln verfügt, die als »langsame Muskelfasern« und »schnelle Muskelfasern« bezeichnet werden können. Bei einem Problem wie Stressinkontinenz müssen die Muskeln schnell reagieren, daher können schnelle Übungen hilfreich sein, während eine langsamere Kontraktion nützlich für Ausdauer und Durchhaltevermögen ist, um den ganzen Tag über zu halten.

Sobald Sie diese Übungen beherrschen, versuchen Sie, beide Varianten drei- bis viermal am Tag durchzuführen.

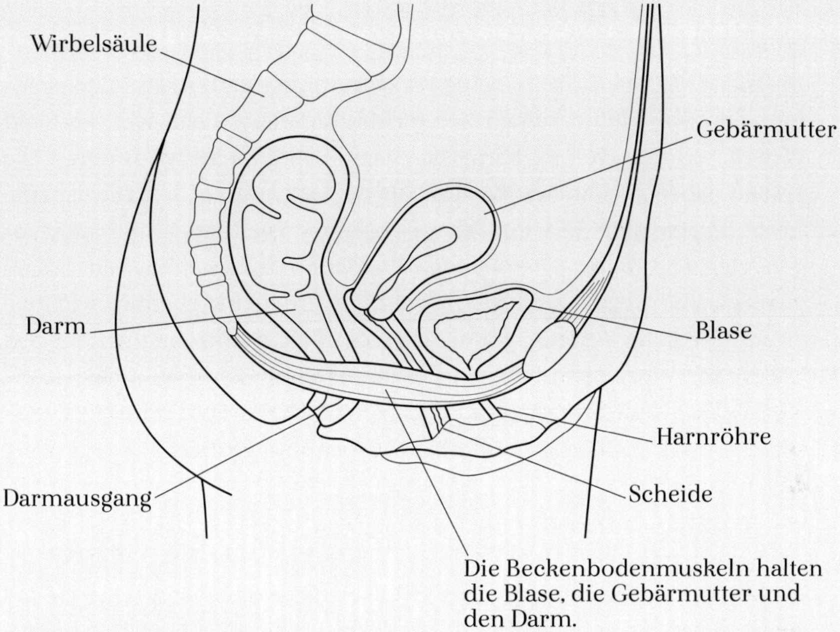

Aufbau des Beckenbodens

Warum ist Sex wichtig?

Die meisten Frauen, die in meine Praxis kommen, hatten seit mindestens ein oder zwei Jahren keinen Geschlechtsverkehr – nicht, weil sie nicht wollen, sondern weil sie körperlich dazu nicht in der Lage waren. Viele Frauen haben auch in den Wechseljahren noch Lust auf Sex. Die Lebensmitte ist eine gute Zeit, um Sex zu genießen: Die Kinder sind ausgezogen, vielleicht haben Sie eine neue Beziehung begonnen und wir haben generell eine größere sexuelle Freiheit. Außerdem hat es einige wichtige gesundheitliche Vorteile, wenn Sie in der Lebensmitte regelmäßig Sex haben. Die Wahrscheinlichkeit, Herzkrankheiten zu entwickeln, ist geringer, denn Sex ist wie Aerobic-Übungen und außerdem gut für die geistige und körperliche Gesundheit sowie den Beckenboden.

Wie kann Libidoverlust behandelt werden?

Bei den meisten Frauen kann die richtige Dosis und Art der Hormonersatztherapie helfen. Da Scheidentrockenheit in der Regel über die Menopause hinaus anhält, sind zum Beispiel Behandlungen mit vaginalem Östrogen wichtig für den Aufbau und die Fortsetzung eines gesunden Sexuallebens. Testosteron in Form eines Gels oder einer Creme kann neben einer HRT oder zusätzlichem Östrogen angewendet werden.

Überdenken Sie auch Ihre Vorstellung von Sex – es geht nicht nur um Geschlechtsverkehr, sondern auch um Berührungen. Überlegen Sie: Was gefällt mir? Und geben Sie sich Zeit. Wenn Sie jahrelang keinen Sex mehr hatten, kann es entmutigend sein, sofort mit dem Geschlechtsverkehr zu beginnen.

Besserer Sex in den Wechseljahren

Die Krankenschwester Samantha Evans ist Mitbegründerin von Jo Divine, einem Versandhandel für Sexspielzeug. Sie gibt die folgenden Ratschläge:

Die Wechseljahre müssen nicht das Ende des Sexuallebens bedeuten. Eine Studie der Universität von Pittsburgh von 2020 mit 3200 Frauen zwischen 40 und 50 Jahren ergab, dass mehr als ein Viertel (27 Prozent) sexuelle Intimität in der Lebensmitte als sehr wichtig erachten.[11] Ich bin sicher, dass die tatsächliche Zahl weitaus höher liegt. Wenn Ihr Sexualleben in den letzten Monaten und Jahren in den Hintergrund gerückt ist, können Sie Folgendes probieren, um es wieder in Gang zu bringen:

- Stellen Sie Ihre intime Gesundheit wieder her: Sexuelle Gesundheit und sexuelles Vergnügen gehen Hand in Hand, daher sollten Sie sich zuerst um körperliche Symptome kümmern. Wenn Sie zum Beispiel unter vaginaler Trockenheit leiden, sprechen Sie mit einem Arzt über die Behandlung mit lokalem Östrogen, um die Symptome zu lindern.
- Wenn die Vaginaltrockenheit behandelt wurde, kann ein Vaginaldilatator dazu beitragen, die Weichteile um die Vagina herum und die Beckenbodenmuskulatur zu dehnen. Dilatatoren gibt es in Sets. Sie beginnen mit dem kleinsten Dilatator, der in der Regel etwa die Größe eines Tampons hat. Wenn sich das angenehm anfühlt, wählen Sie die nächste Größe – bis Sie beim größten angelangt sind.
- Ein qualitativ hochwertiges Gleitmittel ist ebenfalls ein Muss. Greifen Sie nicht zum erstbesten Gleitmittel in der Drogerie oder im Supermarkt, sondern schauen Sie sich die Inhaltsstoffe genau an. Glycerin oder Sorbitol erhöhen die Gleitfähigkeit, können aber das empfindliche Gewebe der Vagina reizen. Natürliche Gleitmittel mit ausgeglichenem pH-Wert, die auf Wasser oder Öl basieren, sind die bessere Wahl. Auch Vaginalcremes können die Vagina feucht halten.

- Kommunizieren Sie: Wenn Sie einen Partner haben, sprechen Sie mit ihm. Es ist wichtig, ihm zu erklären, warum Sie keinen Sex haben wollen oder dass Ihre Wechseljahresbeschwerden eine Erregung erschweren. Geben Sie ihm die Möglichkeit, Unterstützung anzubieten. Vielleicht stellen Sie sogar fest, dass auch er gemischte Gefühle gegenüber Sex hat.
- Gehen Sie in Ihrem eigenen Tempo vor: Zur Intimität gehört mehr als nur Sex. Händchenhalten und einfach nur reden kann ein guter erster Schritt sein, um diese Intimität zu schaffen. Ein Kuss und eine Umarmung müssen nicht automatisch zu Sex führen, es sei denn, Sie wollen es.
- Denken Sie nicht nur an den Geschlechtsverkehr und nehmen Sie sich Zeit für das Vorspiel. Dabei werden die beiden erbsengroßen Bartholin-Drüsen in der Nähe des Scheideneingangs angeregt, eine Flüssigkeit abzusondern, die als natürliches Gleitmittel beim Sex wirkt. Sie können auch mit einer sinnlichen Massage experimentieren. Ebenso kann gegenseitige Masturbation wunderbare Intimität schaffen.
- Gönnen Sie sich Sexspielzeug, aber stellen Sie sicher, dass Sie Ihre Hausaufgaben machen: Regelmäßige Orgasmen werden helfen, Ihre Libido in Schwung zu bringen. Ob Sie eine erfahrene Nutzerin von Sexspielzeug sind oder es zum ersten Mal ausprobieren, die Investition in einen schlanken Vibrator in Kugelform ist ein guter Anfang. Probieren Sie ihn an sich selbst in der Badewanne oder unter der Dusche aus und dann mit Ihrem Partner. Betrachten Sie diese Produkte mehr als eine Investition zur Belebung und Aufrechterhaltung Ihres Sexuallebens und nicht als eine schnelle Lösung. Haben Sie Spaß dabei!
- Vergessen Sie nicht, sich zu schützen: Vielleicht sind Sie gerade wieder Single oder beginnen eine neue Beziehung. Wenn dem so ist, denken Sie an einen angemessenen Schutz vor sexuell übertragbaren Infektionen.

4 HRT und andere Behandlungen

In den vorigen Kapiteln haben wir das Warum, das Wann und das Wie der Perimenopause und der Menopause behandelt. Sie haben sich mit den Ursachen und Symptomen, die unser Wohlbefinden beeinträchtigen können, auseinandergesetzt und Ihr Wissen erweitert. Jetzt ist es an der Zeit, zum positiven Teil überzugehen: hin zu den medizinischen Behandlungen, die helfen können, diese lästigen Symptome zu lindern und Ihre zukünftige Gesundheit zu sichern.

Die richtige Behandlung zu finden ist ein Meilenstein auf Ihrer Reise durch die Perimenopause und die Menopause. Sie verhilft Ihnen nach Monaten (oder Jahren) des Leidens zu einem neuen Lebensgefühl. Das liebe ich an meiner Arbeit als Ärztin am meisten.

In diesem Kapitel werfen wir einen genaueren Blick auf die Hormonersatzbehandlung (HRT, englisch: hormone replacement therapy), die wirksamste Behandlung zur Korrektur Ihres Hormonmangels. Wir gehen auf die verschiedenen Arten der Behandlung, ihre Vorteile und eventuelle Risiken ein – und räumen mit einigen Mythen über die HRT auf.

Außerdem habe ich eine Liste mit häufig gestellten Fragen zur täglichen Durchführung der HRT zusammengestellt, die mir Frauen in der Praxis stellen. So können Sie das Beste aus deren Behandlung mitnehmen. Zusätzlich werden Sie über Erfahrungen von Frauen lesen, deren Lebensqualität sich deutlich verbessert hat, nachdem sie eine HRT angewendet haben.

Wir werden auch über die Behandlungen von Frauen sprechen, die keine Hormonersatztherapie bekommen können oder die sich dagegen entschieden haben.

Was ist eine Hormonersatztherapie?

Die Hormonersatztherapie (HRT) tut genau das, was der Name schon sagt: Sie ist eine Behandlung, die die Hormone ersetzt, die Ihnen fehlen. Infolgedessen bessert die HRT Ihre Symptome und schützt vor langfristigen Gesundheitsrisiken durch den Hormonmangel, zum Beispiel Osteoporose, Herz-Kreislauf-Erkrankungen, Diabetes und Demenz.

Was beinhaltet die HRT?

Hormonersatztherapien enthalten immer Östrogen; häufig enthalten sie auch mikronisiertes oder synthetisches Progesteron (Seite 52); bei einigen Frauen ist auch Testosteron enthalten. Ältere Formen der HRT enthalten Östrogene, die aus dem Urin trächtiger Stuten gewonnen werden. Ich habe viele Patientinnen, die diese »natürliche« Art der HRT ohne Probleme eingenommen haben.

Das medizinische Wissen über die Menopause hat sich jedoch weiterentwickelt. Die am häufigsten verschriebene Art von Östrogen ist heute Beta-Östradiol. Es ist als Pflaster, Gel oder Spray erhältlich und wird aus der Yamswurzel gewonnen. Es gilt als »bioidentisches Östrogen«, weil es im Gegensatz zu älteren Formen der HRT die gleiche Molekularstruktur hat wie das körpereigene Östrogen. Ich neige auch dazu, eine neuere Art von Progesteron zu verschreiben, das sogenannte mikronisierte Progesteron, das ebenfalls aus der Yamswurzel gewonnen wird und den gleichen Aufbau hat wie das körpereigene Hormon.

Die HRT kann in der Perimenopause und in der Menopause begonnen werden. Je früher Sie mit der Einnahme beginnen, desto eher verbessern sich Ihre Symptome und damit Ihre zukünftige Gesundheit.

Welche HRT-Anwendungen gibt es?

Es gibt Dutzende verschiedener Kombinationen und Dosierungen der HRT, was zunächst verwirrend erscheinen mag. Aber diese vielen Varianten ermöglichen eine große Flexibilität, was sehr gut ist, denn die Perimenopause und Menopause verlaufen bei jeder Frau anders. Bei der Zusammenstellung wird der Arzt Ihre individuellen Symptome, Ihr Alter, Ihre Krankengeschichte und Ihre persönlichen Vorlieben berücksichtigen.

Wie wende ich Östrogen an?

Östrogen ist der Hauptbestandteil der HRT und kann auf verschiedene Weise verabreicht werden, unter anderem als

- Hautpflaster (ähnlich einem kleinen Pflaster)
- Gel
- Spray
- Tablette zum Einnehmen (diese Methode wird heute seltener angewendet).

Bei Frauen, die keine Gebärmutter mehr haben, enthält die HRT nur Östrogen; sie müssen normalerweise kein Progesteron einnehmen. Wenn Sie jedoch noch eine Gebärmutter haben, müssen Sie ein Gestagen oder Progesteron zusammen mit Östrogen anwenden, um die Gebärmutterschleimhaut zu schützen. Die gleichzeitige Anwendung von Östrogen und Progesteron (oder eines Gestagens) wird als kombinierte HRT bezeichnet.

Wie unterscheiden sich die Darreichungsformen?

Östrogene in Pflastern, Gels und Sprays gelangen direkt über die Haut in den Blutkreislauf und werden daher als »transdermales Östrogen« bezeichnet. Dabei wird die Leber umgangen und es treten weniger Nebenwirkungen auf. Da unsere Leber Gerinnungsfaktoren produziert, besteht bei der Einnahme von Östrogen in Tablettenform ein geringfügig erhöhtes Risiko für ein Blutgerinnsel.

Transdermales Östrogen ist auch geeignet, wenn Sie unter Migräne leiden, da kein Risiko für einen Schlaganfall besteht. Die Pflaster bewirken eine konstante Abgabe von Östrogen in Ihren Körper, sodass sie sich gut für Frauen mit Migräne eignen, die häufig empfindlich auf schwankende Östrogenspiegel reagieren.

Wie wende ich Progesteron oder Gestagen an?

Progesteron oder Gestagen (eine synthetische Form von Progesteron) kann in Form einer Kapsel oral verabreicht werden (mikronisiertes Progesteron) oder über die Mirena®-Spirale. Dabei handelt es sich um eine T-förmige Vorrichtung, die in die Gebärmutter eingesetzt wird und eine Art von Progesteron freisetzt. Diese Spirale ist ebenfalls ein sehr wirksames Verhütungsmittel und hält fünf Jahre lang. Es gibt auch Tabletten mit verschiedenen Gestagenen.

Bei einer kombinierten HRT wenden Sie in der Regel Östrogene und Gestagene getrennt an, zum Beispiel ein Östrogenpflaster und eine Tablette mit mikronisiertem Progesteron.

Es gibt einige Pflaster und Tabletten, die Östrogen und ein Gestagen enthalten, dabei handelt es sich aber meist um ältere synthetische Formen des Gestagens. Synthetische Gestagene führen eher zu Nebenwirkungen wie Brustspannen, Blähungen und Stimmungsschwankungen. Außerdem sind ein Kombinationspflaster oder eine Kombinationstablette unflexibel, wenn Ihre Dosis oder Methode angepasst werden muss.

Für wen ist Testosteron geeignet?

Testosteron kann für einige Frauen hilfreich sein, die immer noch unter Symptomen wie Müdigkeit, Hirnnebel oder geringer Libido leiden, obwohl sie die HRT schon einige Monate lang durchführen.

Was ist bei der Auswahl der HRT zu beachten?

Ihre Ärztin wird bei der Auswahl der HRT folgende Punkte einbeziehen:

1. Ihr Alter
2. Ihre Krankengeschichte
3. Ihre Symptome
4. Ihren Lebensstil: Passt ein Pflaster besser zu Ihnen als ein täglich aufzutragendes Gel oder Spray?

Es ist als Creme oder Gel für die lokale Anwendung erhältlich. Obwohl es derzeit für die Behandlung im Vereinigten Königreich nicht zugelassen ist, wird es von Menopause-Spezialisten und einigen Ärzten verschrieben. Das Nationale Institut für Gesundheit und Care Excellence (NICE) im Vereinigten Königreich (UK) empfiehlt, es in den Wechseljahren zu verschreiben, wenn die Hormonersatztherapie allein nicht wirkt.[12] Testosteroncreme ist seit kurzem in Australien zugelassen. Es ist zu hoffen, dass sie die Zulassung bald auch in anderen Ländern erhält.

Ist für die HRT eine Hormondiagnostik nötig?

Eine Blutuntersuchung ist bei den meisten Frauen zur Diagnose der Perimenopause und der Menopause nicht erforderlich. Die Diagnose wird normalerweise anhand der Symptome gestellt. Ein Testosteron-Bluttest wird jedoch häufig vor Beginn einer Testosteron-Substitution gemacht, damit der Ausgangswert des Testosteronspiegels bekannt ist. Dies ist jedoch nicht unbedingt erforderlich, denn während der Perimenopause und der Menopause wird der Testosteronspiegel niedrig sein.

Eine weitere nützliche Blutuntersuchung ist die Bestimmung des sexualhormonbindenden Globulins (SHBG). Anhand des ermittelten Testosteron- und SHBG-Spiegels kann ein Arzt Ihren freien Androgenindex

(FAI) berechnen. Diese Tests und der FAI sollten in regelmäßigen Abständen wiederholt werden, damit sichergestellt ist, dass der Spiegel im typisch weiblichen Bereich bleibt, sodass unerwünschte Nebenwirkungen von Testosteron vermieden werden.

Wenn Sie ein transdermales Östrogenpflaster, -gel oder -spray verwenden, kann durch die Bestimmung Ihres Östradiolspiegels geprüft werden, ob Sie ausreichende Mengen an Östrogen aufnehmen. Ein niedriger Spiegel kann darauf hinweisen, dass Sie eine höhere Östrogendosis benötigen oder ein Wechsel der Verabreichungsmethode erforderlich ist.

Wie oft sollte ich die HRT durchführen?

Die Häufigkeit der Durchführung richtet sich nach der Darreichungsform:

- Eine reine Östrogen-HRT in Form eines Gels oder Sprays wenden Sie jeden Tag an. Pflaster werden normalerweise zweimal pro Woche gewechselt.
- Wenn Sie eine kombinierte HRT durchführen und Ihre Periode ausbleibt, verwenden Sie Östrogen und Progesteron täglich.
- Wenn Sie Ihre Periode noch haben, auch wenn sie unregelmäßig ist, nehmen Sie jeden Tag Östrogen und zusätzlich Progesteron in den letzten 12–14 Tagen Ihres Menstruationszyklus. Dadurch bekommen Sie jeden Monat eine Blutung. Das wird als »monatliche zyklische HRT« bezeichnet.
- Eine andere, weniger häufig empfohlene Form ist die dreimonatliche zyklische HRT. Sie nehmen jeden Tag Östrogen und alle drei Monate zwei Wochen lang ein Gestagen. Dadurch bekommen Sie alle drei Monate eine Blutung.

Geschlechtsangleichung

Personen, denen bei der Geburt das weibliche Geschlecht zugewiesen wurde und die sich für eine Geschlechtsumwandlung mit oder ohne Testosteron oder HRT entscheiden, sollten mit einer Spezialistin für Menopause oder einem Endokrinologen darüber sprechen, was Perimenopause und Menopause für sie bedeuten könnten.

Vorsicht vor bioidentischen Rezepturarzneimitteln!

Die bioidentische HRT wird auch als maßgeschneidertes, individuell zusammengestelltes Produkt vermarktet. Dazu werden zuerst eine Reihe komplexer Blut- und Speicheltests durchgeführt, um dann speziell für die Kundin Tabletten, Lutschtabletten und Cremes in Dosierungen zuzubereiten, deren Herstellung nicht standardisiert sind.

Dies ist ein Trend, über den Menopause-Spezialisten wie ich sehr besorgt sind. Einige der in bioidentischen Produkten verwendeten Hormone, wie Pregnenolon und DHEA, sind nicht für Frauen zugelassen.[13]

2019 hat die British Menopause Society erklärt, dass maßgeschneiderte bioidentische Produkte weder reguliert noch strengen Sicherheits- und Wirksamkeitsprüfungen unterworfen sind, im Gegensatz zur industriell hergestellten bioidentischen HRT.[14] Sie äußerte auch die Sorge, dass bioidentische Produkte von Ärzten verschrieben werden, die keine Experten auf dem Gebiet der Menopause sind, dass die Notwendigkeit kostspieliger Tests nie durch Studien untermauert wurde und diese Tests weitgehend unnötig sind.

Ich kenne viele Frauen, die Tausende von Pfund für diese Behandlungen ausgegeben haben. Einige hatten Nebenwirkungen wie starken Haarwuchs an den Armen und im Gesicht durch zu hohe Testosterondosen und Blutungen aufgrund einer Verdickung der Gebärmutterschleimhaut durch unzureichende Progesteroneinnahme.

Ich bitte Sie inständig: Sparen Sie Ihr Geld und gehen Sie zu Ihrem Arzt oder zu einer Spezialistin für die Wechseljahre. Zugelassene, registrierte und regulierte bioidentische HRT sind in der Regel leicht erhältlich.[15]

Sie müssen sich darauf verlassen können, dass jedes Medikament, das Sie nehmen – sei es gegen Wechseljahresbeschwerden oder gegen andere Symptome –, sicher und für Ihre individuellen Beschwerden geeignet ist.

Vor- und Nachteile einer HRT

Ich weiß aus eigener Erfahrung, welche verändernde Wirkung eine HRT haben kann. Ich bin fit und gesund, deshalb beschloss ich 2017, eine HRT anzuwenden, um meine Wechseljahresbeschwerden zu lindern. Innerhalb von ein paar Monaten und mit einigen Anpassungen der Dosierung und der Art der HRT fühlte ich mich so gut wie seit Jahren nicht mehr. Der Hirnnebel verschwand und meine Konzentrationsfähigkeit und meine Stimmung verbesserten sich.

Vorteile der HRT

LINDERUNG IHRER SYMPTOME: Die Behebung Ihres Hormonmangels wird Ihre Symptome deutlich lindern oder ganz verschwinden lassen – für manche Frauen ist das eine lebensverändernde Wirkung. Sobald Sie mit der Durchführung einer HRT beginnen, sollten Hitzewallungen oder nächtliche Schweißausbrüche innerhalb weniger Wochen aufhören. Vaginale Symptome und Probleme mit der Blase sollten in bis zu drei Monaten (in manchen Fällen in bis zu einem Jahr) verschwinden. Ihre Konzentrationsfähigkeit, Ihre Stimmung und Ihre Energie sollten sich ebenfalls innerhalb weniger Monate verbessern, ebenso wie Ihre Haare und Ihre Haut. In einem Raum mit zehn Frauen in den Wechseljahren könnte ich mit Sicherheit herausfinden, wer eine HRT anwendet und wer nicht. Ich sehe die Auswirkungen jeden Tag in meiner Praxis: Sie zeigen sich in der Stimmung einer Frau, in ihrem Auftreten, sogar an ihrer Haut – und es ist so befriedigend, das zu beobachten.

SONSTIGE VORTEILE: Durch die HRT verringert sich langfristig Ihr Risiko für hormonell bedingte Gesundheitsprobleme.

- Osteoporose: Ihre Knochen werden vor einer Schwächung durch Östrogenmangel geschützt und Sie haben ein geringeres Risiko für Frakturen.[16]
- Herz-Kreislauf-Erkrankungen: Die Forschung hat gezeigt, dass die Wahrscheinlichkeit für Herzprobleme, Schlaganfälle oder vaskuläre Demenz sinkt. Der Nutzen ist bei den Frauen am größten, die ein Jahrzehnt vor ihrer Menopause mit einer HRT beginnen.[17] Interessanterweise senkt die HRT das Risiko von Herz-Kreislauf-Erkrankungen, wenn sie unter 60 Jahren begonnen wird. Sie ist wirksamer als die Einnahme eines blutdruck- oder cholesterinsenkenden Medikaments.[18]
- Andere Krankheiten: Einige Studien haben ergeben, dass die Durchführung einer HRT auch Alzheimer, Osteoarthritis und Depressionen reduziert. Frauen, die eine HRT durchführen, haben ein geringeres Risiko, zukünftig an Typ-2-Diabetes und Darmkrebs zu erkranken.

Risiken der HRT

Für die Mehrheit der Frauen, die eine HRT durchführen, überwiegen die Vorteile alle Risiken. Doch viele Jahre lang wurden Frauen, Fachleute aus dem Gesundheitswesen und die Medien falsch über die mit der HRT verbundenen Risiken informiert. Und zu viele Menschen konzentrieren sich eher auf die Risiken als auf die Vorteile der Einnahme.

Die HRT als Behandlung gibt es seit mehr als fünfzig Jahren. In den frühen 2000er-Jahren wies eine Studie auf ein erhöhtes Risiko für Brustkrebs und Herz-Kreislauf-Erkrankungen bei Frauen hin, die eine kombinierte HRT einnahmen.[19] Allerdings wendeten Frauen in dieser Studie ein orales Östrogen und eine ältere Form des Gestagens an. Es ist auch wichtig, das Profil der Frauen in dieser Studie zu betrachten: Sie waren im Durchschnitt 63 Jahre alt, viele waren übergewichtig oder fettleibig oder hatten in der Vergangenheit Herzinfarkte erlitten. Natürlich ist man alarmiert, wenn die Begriffe »Brustkrebs« und »HRT« zusammen erwähnt werden. Dies ist auch der Risikofaktor, nach dem mich die Frauen am häufigsten fragen.

2019 wurde in einer Studie der Universität Oxford festgestellt, dass HRT das Brustkrebsrisiko um ein Drittel erhöht.[20] Wieder einmal gerieten Frauen – verständlicherweise – in Panik. Aber als Menopause-Spezialistin und Frau, die selbst eine HRT anwendet, las ich mir die Studienergebnisse selbst durch. Sie sind aus einer epidemiologischen Studie hervorgegangen, in der zahlreiche andere Studien, die in der Vergangenheit durchgeführt worden waren, zusammengefasst wurden (Metastudie). Es handelte sich nicht um eine randomisierte kontrollierte Studie, die der Goldstandard zum Nachweis von Ursache und Wirkung ist. Die Verwendung von Beobachtungsstudien (die häufig in der HRT-Forschung durchgeführt wurden) zeigt einen Zusammenhang, aber nicht Ursache und Wirkung. Es ist wichtig, die Indizien richtig zu betrachten.

Meine Sorge ist, dass es die Schlagzeilen sind (und nicht die Medikamente selbst), die sich negativ auf die Gesundheit von Frauen auswirken. Ärzte verschreiben dann keine HRT mehr, von der Frauen profitieren könnten, oder Frauen entscheiden sich, die HRT zu beenden oder gar nicht erst damit zu beginnen. Dies führt zu echten zukünftigen Gesundheitsrisiken.

Es gibt viele verschiedene Gründe – die nichts mit der Einnahme der HRT zu tun haben – dafür, dass Frauen Brustkrebs bekommen: Übergewicht, Bewegungsmangel und Alkoholkonsum stellen ein höheres Risiko dar, an Brustkrebs zu erkranken als die Einnahme jeglicher Art der HRT.

Zahlreiche Frauen in der Perimenopause und in der Menopause berichten mir, dass sie zugenommen haben, was in der Regel auf eine Kombination aus den Stoffwechselveränderungen aufgrund ihres niedrigen Östrogenspiegels und auf Bequemlichkeitsessen zurückzuführen ist. Viele Frauen geben zu, dass sie mit dem Sport aufhören mussten, da ihre Motivation gering war, sie keine Energie mehr hatten und ihre Gelenke steif sind und schmerzen. Sie erzählen mir immer wieder, dass sie mehr Alkohol trinken, um die Symptome zu betäuben und um zu versuchen, einzuschlafen. Das bedeutet, dass es Millionen von Frauen gibt, die ihr zukünftiges Brustkrebsrisiko durch diesen Lebensstil erhöhen, oft ohne es zu bemerken. Dennoch sind sie oft zu ängstlich, um eine HRT anzuwenden. Denn sie fürchten die Risiken, die in Wirklichkeit geringer sind als die Risiken aufgrund ihres Lebensstils.

Frauen, die unter 51 Jahre alt sind und irgendeine Art von HRT nehmen, haben kein erhöhtes Risiko, Brustkrebs zu entwickeln, da sie lediglich ihre fehlenden Hormone ergänzen. Frauen, die eine reine Östrogen-HRT nehmen (weil ihre Gebärmutter entfernt wurde), haben nachweislich ein um 25 Prozent geringeres Risiko, in Zukunft an Brustkrebs zu erkranken.[21] Beruhigend ist, dass noch keine Studie zeigen konnte, dass Frauen, die irgendeine Art von HRT über einen beliebigen Zeitraum nahmen, ein erhöhtes Risiko haben, an Brustkrebs zu sterben.

Es besteht möglicherweise ein geringfügig erhöhtes Risiko für die Entwicklung von Brustkrebs für Frauen, die Östrogen mit einem synthetischen Gestagen einnehmen, aber dieses Risiko ist sehr gering und niedriger als das Risiko eines mäßigen täglichen Alkoholkonsums. Bei Frauen,

HRT und Brustkrebs

Fakten, die jede Frau kennen sollte:

- Die Wahrscheinlichkeit für das Auftreten von Brustkrebs bei Frauen in den Wechseljahren variiert von Person zu Person, je nach den individuellen Risikofaktoren.
- Eine reine Östrogen-HRT ist mit einer Verringerung des Brustkrebsrisikos verbunden.
- Eine kombinierte HRT, die Östrogen mit älteren Gestagenen kombiniert, birgt ein höheres Risiko im Vergleich zur Einnahme von Östrogen mit mikronisiertem Progesteron.
- Das Brustkrebsrisiko ist bei jeder Art von HRT entweder nicht vorhanden oder sehr gering.
- Es besteht kein erhöhtes Brustkrebsrisiko bei Frauen unter 51 Jahren, die irgendeine Art von HRT durchführen.

die Östrogen mit mikronisiertem Progesteron einnehmen, konnte in keiner qualitativ hochwertigen Studie nachgewiesen werden, dass sie ein höheres Risiko haben, in Zukunft an Brustkrebs zu erkranken.

Viele Frauen, die eine HRT einnehmen, nehmen ab, treiben mehr Sport und trinken weniger Alkohol, weil sie sich bereits viel besser fühlen. Dies bedeutet, dass jedes potenziell erhöhte Risiko der HRT-Einnahme durch die Verbesserung des Lebensstils ausgeglichen wird.

Venöse Thromboembolien

Die Einnahme einer kombinierten HRT in Tablettenform birgt ein erhöhtes Risiko, ein Blutgerinnsel in den Venen zu entwickeln. Es besteht jedoch kein solches Risiko, wenn Sie transdermales Östrogen in Form eines Pflasters, einer Creme, eines Gels oder Sprays verwenden, da dieses direkt in den Blutkreislauf aufgenommen wird und die Leber umgeht, die die Gerinnungsfaktoren produziert. Achten Sie auf andere Risikofaktoren für Blutgerinnsel, darunter Rauchen, Fettleibigkeit und Gerinnsel in Ihrer Vorgeschichte.

Es besteht ein geringfügig erhöhtes Risiko für Blutgerinnsel bei Frauen, die synthetische Gestagene als Teil ihrer HRT einnehmen, während das mikronisierte Progesteron nicht mit einem erhöhten Risiko für Blutgerinnsel einhergeht. Einige Studien deuten auch auf ein leicht erhöhtes Schlaganfallrisiko bei einer alleinigen oder kombinierten Anwendung von oralem Östrogen in der HRT hin. Es besteht kein erhöhtes Risiko für Schlaganfall bei Frauen, die eine transdermale HRT durchführen.

Elizabeth, 60

Elizabeth, die jetzt in den Wechseljahren ist, bekam mit Ende 40 die ersten perimenopausalen Symptome. Ihre Perimenopause fiel in eine schwierige Lebensphase mit dem Tod eines nahen Verwandten, einer zerbrochenen Ehe und dem schweren Autounfall ihres 18-jährigen Sohnes, der dabei lebensgefährliche Verletzungen erlitt.

Elizabeth fühlte sich ängstlich, hatte Konzentrationsschwierigkeiten und litt unter großer Müdigkeit und Reizbarkeit, was sie alles zunächst auf Stress zurückführte. Als sie auch noch Hitzewallungen bekam, dämmerte es ihr, dass sie möglicherweise in der Perimenopause war.

Elizabeth erzählte mir, dass sie sich gegen eine »konventionelle HRT« entschieden hat, nachdem sie einen Artikel gelesen hatte, der diese HRT mit Blutgerinnseln und Brustkrebs in Verbindung brachte. Stattdessen kaufte sie eine nicht zugelassene Progesteron-Creme online, die als »bioidentische HRT« vermarktet wurde – in dem Glauben, die Creme sei eine gute »natürliche« Alternative. Sie stellte ihre Ernährung um, trieb mehr Sport und bekam Antidepressiva verschrieben. Ihre Hitzewallungen gingen zurück, ebenso wie ihre Angstzustände, aber sonst passierte wenig.

Sie kämpfte immer noch mit Müdigkeit, Hirnnebel und geringem Selbstvertrauen. Sie arbeitete in Teilzeit als Physiotherapeutin und stellte fest, dass Müdigkeit und Konzentrationsschwäche ihren Tribut forderten. Sie überprüfte ständig ihre Notizen und las Artikel, um sicherzustellen, dass sie optimal arbeitete, was an sich schon ermüdend war. Während dieser Zeit musste sie ihren Sohn zu zahlreichen medizinischen und juristischen Arzt- und Gerichtsterminen im ganzen Land begleiten und machte eine Ausbildung als Off-road-Fahrlehrerin (eine Leidenschaft, der sie immer noch frönt). Elizabeth hatte große Angst bei diesen Terminen und bei den Fahrprüfungen.

2016 überlegte sie, wegen Gelenkschmerzen, Müdigkeit und Konzentrationsschwäche ihre Arbeit aufzugeben. Dann entschied sie, dass eine Hormonersatztherapie (die ihre Mutter genommen hatte, die bis in ihre 70er-Jahre gearbeitet hatte) infrage kommen könnte.

Beim ersten Termin sprach ich mit Elizabeth über ihre Gesundheit und ihre Symptome und verschrieb ihr bioidentisches Östrogen in Form eines transdermalen Gels und mikronisiertes Progesteron. Innerhalb von drei Wochen hatten Elizabeths Symptome nachgelassen, und bei ihrer Nachuntersuchung drei Monate später sagte sie mir, sie fühle sich, als ob sie ihr altes Selbst zurück hätte.

Sie hat immer noch Schlafprobleme und leidet unter Müdigkeit und arthrosebedingten Gelenkschmerzen, aber im Großen und Ganzen fühlt sie sich viel besser und selbstbewusster.

Die ersten Tage mit der HRT

Sie wissen jetzt, was mit Ihrem Körper passiert, wenn Ihr Hormonspiegel zu niedrig ist. Bei der Hormonersatztherapie nehmen Sie die Hormone auf, die Ihrem Körper fehlen. Das kann kurzzeitig mit Nebenwirkungen verbunden sein, bis sich die Situation beruhigt hat und Sie sich wieder besser fühlen.

Welche Nebenwirkungen gibt es?

Zu den häufigsten Nebenwirkungen gehören Beschwerden in der Brust, Unwohlsein und Blutungen. Die Nebenwirkungen treten meist auf, wenn Sie mit der Einnahme der HRT beginnen, und klingen im Laufe der Zeit ab. Wenn sie nach drei bis vier Monaten nicht abgeklungen sind, besprechen Sie dies mit Ihrem Arzt oder Ihrer Ärztin. Möglicherweise muss Ihre Dosis oder die Art der Verabreichung der HRT geändert werden.

Was tun, wenn meine Symptome zurückkehren?

Viele Frauen müssen ihre Hormonersatztherapie anpassen, damit sowohl ihre Symptome als auch ihre zukünftige Gesundheit optimiert werden können. Manche Frauen stellen fest, dass ein einfacher Wechsel von einer Art Präparat zu einem anderen, zum Beispiel von einer Tablette zu einem Pflaster, ihre Symptome deutlich verbessert. Die »richtige« Menge an Ersatzhormonen, mit der sich die Symptome so weit wie möglich reduzieren lassen, ist bei jeder Frau verschieden. Genauso wie Menschen mit Diabetes unterschiedliche Mengen an Insulin oder welche mit Schilddrüsenunterfunktion unterschiedliche Mengen an Thyroxin benötigen, ist auch der Bedarf an Östrogen und Testosteron bei jeder Frau anders. Jüngere Frauen brauchen oft höhere Dosen von Östrogen als ältere.

Pflaster werden mit verschiedenen Klebemitteln auf der Haut befestigt. Manche Frauen stellen fest, dass der Wechsel zu einem Pflaster von einer anderen Marke die Aufnahme von Östrogen durch die Haut verbessert. Wenn ein Pflaster nicht gut klebt oder knittert, können Sie das Östrogen möglicherweise nicht richtig aufnehmen. Sie müssen dann entweder das Pflaster wechseln oder auf eine andere Form des Östrogens umsteigen, zum Beispiel ein Gel oder Spray.

Wirkt meine HRT nicht, wenn die Symptome zurückkehren?

Bei vielen Frauen muss die Hormonbehandlung im Laufe der Zeit angepasst werden. Anfangs kann es zu einer spürbaren Verbesserung kommen, dann aber geht es nicht so weiter, wie Sie es sich erhofft hatten, oder einige Symptome kehren zurück. In diesem Fall brauchen Sie vielleicht eine höhere Dosis oder eine andere Art der Hormoneinnahme oder eine andere Marke. Vielleicht profitieren Sie auch von zusätzlichem Testosteron. Wie auch immer die Situation aussieht, besprechen Sie sie mit Ihrem Arzt oder suchen Sie eine Spezialistin für Wechseljahre auf, wenn Sie nicht zufrieden sind.

Praktische Tipps für die Durchführung der HRT

In meiner Praxis helfen wir jedes Jahr Tausenden von Frauen: Einige probieren die HRT zum ersten Mal aus, andere nehmen sie schon seit mehreren Jahren. Es gibt viele verschiedene Arten und Methoden der HRT und ich möchte, dass Sie sich selbstbewusst und informiert fühlen, wenn

Sie sich für eine HRT entscheiden. Deshalb finden Sie hier die häufigsten Fragen, die meinen Kollegen und mir zur Durchführung der HRT gestellt werden.

Wo trage ich Östrogen-Gel auf?

Zugelassen ist das Gel im Vereinigten Königreich zum Einreiben auf der Außenseite des Oberarms oder der Innenseite des Oberschenkels. Manche Frauen ziehen es jedoch vor, das Gel an anderen Stellen aufzutragen, zum Beispiel an den Oberschenkeln, auf den Schulterblättern oder auf dem Unterleib. Das ist auch in Ordnung.

Wie trage ich Östrogen-Gel auf?

Es ist am besten, das Gel einzureiben, anstatt es trocknen zu lassen. Bei den meisten Frauen zieht das Gel innerhalb weniger Minuten in die Haut ein, sodass ein häufiges Einreiben normalerweise nicht notwendig ist. Verwenden Sie etwa die gleiche Menge wie bei einer Feuchtigkeitscreme. Sobald Ihre Haut trocken ist, können Sie Kleidung tragen und normal trainieren. Im Allgemeinen ist es ratsam, etwa 30 Minuten zu warten, bevor Sie andere Cremes auf die Stelle auftragen, zum Beispiel Sonnenschutzmittel.

Wo wende ich Östrogen-Spray an?

Sprühen Sie das Spray auf die Innenseite des Unterarms.

Wann wende ich Östrogen-Gel oder -Spray an?

Es ist ratsam, das Östrogen-Gel oder -Spray nach dem Duschen aufzutragen. Wenn das nicht möglich ist, sollte so viel Zeit wie möglich (am besten etwa eine Stunde) zwischen dem Auftragen des Gels oder Sprays und dem Duschen, Baden oder Schwimmen vergehen.

Was ist mit Sex?

Waschen Sie sich nach dem Auftragen des Gels oder Sprays die Hände. Außerdem sollten Sie etwa eine Stunde warten, bevor jemand die Stelle berührt, auf die Sie das Gel oder Spray aufgetragen haben, um sicherzustellen, dass es vollständig eingezogen ist. Dann hat es keine Auswirkungen auf Ihren Partner.

Kann ich die Dosis aufteilen?

Die übliche Dosis für Östrogen-Gele oder -Sprays liegt zwischen zwei und vier Hüben pro Tag. Wenn Sie mehr als diese Menge benötigen, ist es in der Regel besser, die Dosis auf morgens und abends aufzuteilen. Ihr Arzt wird Sie dazu beraten.

Wo bringe ich die Östrogen-Pflaster an?

Sie sollten die Pflaster unterhalb der Taille aufkleben. Die meisten Frauen kleben sie auf die Haut am Po oder am Oberschenkel. Wenn sie nicht gut haften, sollten Sie die Pflastermarke wechseln, da verschiedene Hersteller unterschiedliche Klebstoffe verwenden. Manche Frauen meinen, dass die Pflaster besser kleben, wenn sie die Haut vorher mit medizinischem Alkohol abwischen.

Kann ich trotzdem duschen?

Die Pflaster haften in der Regel gut auch unter der Dusche, in der Badewanne oder beim Sport.

Wie wende ich eine kombinierte HRT an?

Wann Sie Östrogen nehmen, bleibt Ihnen überlassen. In der Regel rate ich Frauen jedoch, mikronisiertes Progesteron am Abend einzunehmen, da es eine leicht beruhigende Wirkung hat und daher den Schlaf fördern kann. Denken Sie auch daran, dass es am besten auf nüchternen Magen eingenommen werden sollte (d.h. mindestens eine Stunde nach dem Essen).

Das Wichtigste ist, dass Sie die HRT Ihrem Leben anpassen. Wenn der Morgen hektisch ist und Sie keine Zeit haben, Gele oder Sprays aufzutragen oder Pflaster aufzukleben, tun Sie es am Abend. Finden Sie eine Zeit, die für Sie passt. Wenn es zum Teil Ihrer täglichen Routine wird, ist die Wahrscheinlichkeit geringer, dass Sie es vergessen.

Wie wende ich Testosteron-Gel an?

Reiben Sie das Testosteron auf dem Unterbauch oder auf dem Oberschenkel ein. Sie können die Stelle, an der Sie die Creme oder das Gel auftragen, alle paar Tage wechseln, damit nicht einige wenige dunkle Haare wachsen.

Ist bei einem Wechsel der HRT eine Pause nötig?

Eine Pause ist in der Regel nicht nötig. Bedenken Sie jedoch, dass es mehrere Wochen oder sogar Monate dauern kann, bis Sie eine Verbesserung der Symptome oder eine Verringerung der Nebenwirkungen feststellen. Bei manchen Frauen treten bei einer Erhöhung der Östrogendosis kurzzeitige Blutungen auf.

Kann ich die Östrogenmenge variieren?

Viele Frauen in der Perimenopause stellen fest, dass sich ihre Symptome zu bestimmten Zeiten im Monat verschlimmern, meist wenn der Östradiolspiegel kurz vor der Periode auf natürliche Weise sinkt. Dann können Sie zu diesem Zeitpunkt zusätzliche Hübe des Gels verwenden, um die Verschlimmerung der Symptome zu reduzieren.

Was ist die höchste Dosis der HRT?

Frauen (vor allem jüngere Frauen) müssen in der Regel höhere Östrogendosen einnehmen als die empfohlenen. Wenn eine Frau eine höhere Dosis eines Pflasters oder Gel verwendet, wird ihr Östradiolspiegel in der Regel genau überwacht, damit sie auch die passende Menge erhält. Es ist sehr sicher, höhere Östrogendosen zu verwenden, und es ist wichtig, dass jede Frau ausreichend Östrogen in ihrem Körper hat. Ist der Östrogenspiegel zu niedrig, bestehen zukünftige Gesundheitsrisiken, zum Beispiel ein erhöhtes Risiko für Herzerkrankungen und Osteoporose, außerdem ist das Auftreten von Symptomen wahrscheinlicher.

Catherine, 60

Catherine begann mit der Hormonersatztherapie, als sie 50 Jahre alt war. Nach zehn Jahren beschloss sie, damit aufzuhören, weil sie dachte, dass sie mit 60 Jahren die Auswirkungen der Menopause durchgemacht habe. Außerdem war sie besorgt wegen widersprüchlicher Berichte über die Sicherheit der HRT.

Als sie die Einnahme zum ersten Mal beendete, kamen ihre Symptome wie Hitzewallungen und nächtliche Schweißausbrüche mit voller Wucht zurück. Sie versuchte noch zweimal, die HRT abzusetzen. Diesmal reduzierte sie die Dosis langsamer, aber ohne Erfolg. Beide Male kehrten die Symptome zurück, und auf dem Tiefpunkt erlebte sie 15–20 Hitzewallungen pro Tag. Catherine wandte sich pflanzlichen Arzneimitteln zu, die zu keiner Besserung führten. Ihr Hausarzt verschrieb ihr Clonidin, ein Hormonpräparat zur Behandlung von Hitzewallungen. Es hatte aber nur eine geringe Wirkung auf ihre Symptome und führte dazu, dass sie sich sehr schwindlig fühlte (eine häufige Nebenwirkung).

Catherine war frustriert, weil ihr Arzt ihr keinen klaren Rat gab, ob sie die Hormonersatztherapie wieder aufnehmen sollte oder nicht. Während der ganzen Zeit empfand sie ihre Symptome als lähmend: Sie schlief nicht und es war ihr sehr peinlich, in Gegenwart anderer Menschen zu schwitzen. Catherine trieb gern Sport, aber das war nicht möglich, denn schon das Gehen oder Staubsaugen löste Hitzewallungen aus.

Nach einem Jahr ohne HRT machte Catherine einen Termin mit mir aus. Wir sprachen über ihre Krankengeschichte und die Symptome, die sie am meisten störten. Außerdem besprachen wir ausführlich die Risiken und Vorteile einer Wiederaufnahme der Hormonbehandlung. Es war klar, dass die Einnahme der HRT für Catherine viele Vorteile hatte, auch für ihre zukünftige Gesundheit. Nach unserem Termin fühlte sie sich sicherer und beschloss, einen weiteren Versuch zu unternehmen.

Nach sechs Wochen stand sie wieder auf ihrem Crosstrainer, ihre Hitzewallungen gingen auf etwa zwei pro Tag zurück, und ihre nächtlichen Schweißausbrüche hörten auf. Entscheidend ist, dass Catherine das Gefühl hat, ihr Leben wieder unter Kontrolle zu haben (und ich hoffe, dass es Ihnen auch so gehen wird, nachdem Sie dieses Buch gelesen haben).

Wann sollte ich die HRT absetzen?

Viele Frauen – und auch Ärzte – glauben fälschlicherweise, dass es einen Endpunkt für die Einnahme von HRT gibt. Das ist aber nicht der Fall. Ich habe sogar einer Frau in den 90ern eine HRT verschrieben. Sie kann so lange fortgesetzt werden, wie sie benötigt wird, wenn der Nutzen die Risiken überwiegt. Das bedeutet in der Regel für immer, denn ohne HRT wird unser Hormonspiegel niedrig sein.

Catherines Fall unterstreicht, wie wichtig ein individueller Ansatz bei der Behandlung von Wechseljahresbeschwerden ist. Ihr Arzt sollte folgende Punkte berücksichtigen, wenn er Ihnen empfiehlt, welche Behandlung begonnen oder beendet werden soll: Ihr Alter, Ihre gesundheitliche Vorgeschichte, Ihre aktuellen Symptome und Ihre Wünsche.

Andere Behandlungsmöglichkeiten

Die Hormonersatztherapie ist nach wie vor die Standardbehandlung für die Perimenopause und die Menopause. Sie lindert die Symptome und hilft und schützt vor den langfristigen Gesundheitsrisiken eines Hormonmangels.

Viele Frauen denken fälschlicherweise, dass sie keine HRT einnehmen können, zum Beispiel Frauen, die in der Vergangenheit unter Migräne oder Blutgerinnsel litten. Das stimmt aber nicht. Auch Frauen, in deren Familie Brustkrebs auftrat, können in der Regel trotzdem sehr sicher eine HRT durchführen.

Aber welche Möglichkeiten gibt es, wenn Sie nicht in der Lage sind, eine HRT einzunehmen, oder sie nicht einnehmen können oder wollen?

Antidepressiva

Leider kommt es häufig vor, dass Frauen in den Wechseljahren in unangemessener Weise Antidepressiva gegen ihre Stimmungstiefs verschrieben bekommen. Und das, obwohl die Britischen Leitlinien des National Institute for Health and Care Exellence im Vereinigten Königreich (NICE) zu Diagnose und Behandlung der Wechseljahre eindeutig besagen, dass es keine Beweise dafür gibt, dass Antidepressiva bei dieser Art von Stimmungsschwankungen Veränderungen bewirken.[22]

Antidepressiva können jedoch bei der Behandlung von Wechseljahresbeschwerden bei Frauen eingesetzt werden, die keine HRT einnehmen. Antidepressiva wie Citalopram oder Venlafaxin in niedriger Dosierung können dazu beitragen, Hitzewallungen und nächtliche Schweißausbrüche innerhalb weniger Wochen nach Beginn der Behandlung zu reduzieren. Sie werden in der Regel Frauen verschrieben, die einen hormonabhängigen Brustkrebs hatten und daher eine Hormonersatztherapie nicht durchführen sollten. Zu den Nebenwirkungen können ein trockener Mund und verminderte Libido zählen.

Clonidin und Gabapentin

Clonidin ist normalerweise ein Medikament gegen Bluthochdruck, kann aber auch zur Behandlung von Hitzewallungen verschrieben werden. Die aktuellen britischen Leitlinien empfehlen, keine Antidepressiva oder Clonidin zu verabreichen, bevor eine HRT in Betracht gezogen wurde.

Clonidin wird in Tablettenform zwei- oder dreimal täglich eingenommen. Als Nebenwirkungen können Schläfrigkeit, Mundtrockenheit und Depressionen auftreten. In der Praxis hilft Clonidin in der Regel nicht und wird auch nicht empfohlen.

Das Epilepsiemedikament Gabapentin wird in einigen Ländern zur Behandlung von Hitzewallungen eingesetzt, kann aber Nebenwirkungen wie Schläfrigkeit und Schwindelgefühl verursachen.

Kognitive Verhaltenstherapie (KVT)

KVT ist eine Gesprächstherapie, die nachweislich bei Stimmungstiefs und Ängsten in den Wechseljahren und sogar bei körperlichen Symptomen wie Hitzewallungen und Gelenkschmerzen hilft. Sie wird derzeit als Behandlung für wechseljahresbedingte Stimmungsschwankungen, Stimmungstiefs und Ängste empfohlen.[23] Weitere Informationen hierzu erhalten Sie im Kapitel »Wechseljahre und Psyche« (Seite 89).

Komplementär- und Alternativmedizin

Viele Frauen nutzen pflanzliche Arzneimittel oder Therapien neben (und manchmal anstelle) der Schulmedizin, um Symptome der Perimenopause und der Menopause zu lindern, zum Beispiel Hitzewallungen und Stimmungstiefs. Im Folgenden sehen wir uns einige gängige Arzneimittel und Therapieformen sowie die Belege für deren Wirksamkeit an.

Pflanzliche Arzneimittel

Es gibt nur sehr wenige Hinweise darauf, dass die Einnahme von Johanniskraut, Traubensilberkerze (beides pflanzliche Präparate) oder Isoflavonen (aus Soja) Hitzewallungen und nächtliche Schweißausbrüche bessern können.[24]

Da es mehrere Möglichkeiten gibt, pflanzliche Arzneimittel herzustellen, können ihre Qualität und Wirksamkeit variieren. Wenn Sie in der EU leben, sollten Sie sich an Produkte halten, die von der Europäischen Arzneimittelagentur (EMA) zugelassen wurden. Dann entspricht das Produkt den Standards für Sicherheit und Herstellung.

Denken Sie daran, dass »natürlich« nicht immer gleichbedeutend mit harmlos ist. Sie müssen sicherstellen, dass diese Mittel keine unerwünschten Nebenwirkungen oder Wechselwirkungen mit anderen Medikamenten haben, die Sie einnehmen. Zum Beispiel können bei Johanniskraut Wechselwirkungen mit Brustkrebsmedikamenten wie Tamoxifen auftreten. Auch Isoflavonpräparate werden nicht empfohlen, wenn Sie Brustkrebs hatten.

Bedenken Sie, dass pflanzliche Arzneimittel nicht gegen die langfristigen Folgen von Hormonmangel schützen. Sprechen Sie immer mit Ihrem Arzt, bevor Sie pflanzliche Arzneimittel einnehmen.

Akupunktur

Es gibt nur wenige wissenschaftliche Beweise für den Nutzen von Akupunktur bei Frauen in den Wechseljahren (im Vereinigten Königreich empfiehlt NICE sie derzeit nur zur Behandlung von Migräne und andere Kopfschmerzen). Trotzdem empfinden viele meiner Patientinnen die Behandlung als wohltuend.

Yoga

Yoga ist ein Beispiel für eine ganzheitliche Behandlung. Es kann eine wunderbare Methode zum Stressabbau und zur Stärkung von Knochen und Muskeln sein, die durch eine Reihe von Bewegungen (Körperhaltungen) erreicht wird.

Ich bin ein großer Yoga-Fan und wir haben ein sehr beliebtes Yoga-Studio in meiner Praxis. Im Kapitel über Wechseljahre und Bewegung finden Sie einige Übungen (Asanas), die Sie zu Hause ausprobieren können (Seite 114).

5 Frühe Menopause

Das Wort »Menopause« ist zum Synonym für die Mitte des Lebens geworden. Die Menopause ist jedoch bei jüngeren Frauen weitaus häufiger als den meisten Menschen bewusst ist. Meine jüngste Patientin ist erst 19 Jahre alt. Ungefähr eine von 100 britischen Frauen durchläuft die Wechseljahre vor ihrem 40. Geburtstag.[25]

Während meines Medizinstudiums wurde uns beigebracht, dass das Ausbleiben der Periode bei jüngeren Frauen zwei Gründe haben kann: Schwangerschaft oder Essstörungen. Die Menopause wurde nie als mögliche Ursache erwähnt. Glücklicherweise ändert sich das Bewusstsein für die Menopause, aber es gibt noch viel mehr, was für Frauen getan werden kann, deren Menopause in jüngerem Alter beginnt.

Die Wechseljahre sind im besten Fall schwer zu verkraften, aber bei jüngeren Frauen kann es eine unerwartete und schwierige Diagnose sein, mit der man sich nur schwer abfinden kann. Einige Frauen planen vielleicht, in naher Zukunft eine Familie zu gründen, oder haben bereits mit dem Versuch begonnen. Die Entdeckung, dass sich ihr Körper bereits auf die Wechseljahre vorbereitet, kann ein schwerer Schlag sein. Sie haben dann in jungen Jahren nicht nur mit lästigen Symptomen zu kämpfen, sondern auch mit langfristigen Gesundheitsrisiken, weil ihr Hormonspiegel länger niedrig ist. Deshalb sind eine schnelle Diagnose und Behandlung so wichtig.

Wenn Sie glauben, dass Sie möglicherweise eine frühe Menopause erleben, dann ist dieses Kapitel speziell für Sie geschrieben. Es enthält einen Überblick über mögliche Ursachen, Symptome und langfristige gesundheitliche Folgen der Menopause in jüngerem Alter.

Ich gehe auch auf die Behandlungsmöglichkeiten ein, um Ihre aktuelle und zukünftige Gesundheit zu erhalten und Ihnen zu helfen, glücklich und gesund zu bleiben und Ihr Leben so zu leben, wie Sie es sich wünschen.

Was versteht man unter einer frühen Menopause?

Wie wir heute wissen, liegt das Durchschnittsalter von Frauen in der Menopause im Vereinigten Königreich bei 51 Jahren, wobei die Symptome meist im Alter von etwa 45 Jahren beginnen. Für die Menopause bei jüngeren Frauen gibt es zwei Definitionen:

1. Die frühe Menopause betrifft Frauen, die im Alter von 40–45 Jahren in den letzten zwölf aufeinanderfolgenden Monaten keine Periode hatten.
2. Die primäre Ovarialinsuffizienz (POI) betrifft Frauen, die vor dem 40. Lebensjahr in die Menopause kommen.

Warum kommen manche Frauen früher in die Menopause?

Bei der großen Mehrheit der Frauen sind die Gründe nicht bekannt. Folgende Gründe sind möglich:

KREBSBEHANDLUNGEN: Strahlentherapie, insbesondere im Beckenbereich, und Chemotherapie können eine frühe Menopause verursachen. Lesen Sie hierzu das Kapitel »Wechseljahre durch Krebsbehandlung« (Seite 125).

OPERATION: Die Entfernung der Eierstöcke führt zur primären Ovarialinsuffizienz (POI). Das Gleiche gilt für die Entfernung der Gebärmutter (Hysterektomie), selbst wenn die Eierstöcke nicht entfernt werden. Das liegt daran, dass der Östrogenspiegel nach einer Hysterektomie in einem früheren Alter abfällt.

AUTOIMMUNERKRANKUNGEN, zum Beispiel Schilddrüsen- oder Nebennierenprobleme: In diesem Fall greift Ihr Immunsystem (das normalerweise Ihren Körper vor Infektionen schützt) fälschlicherweise Körpergewebe an. Autoimmunerkrankungen sind in etwa einem von 20 Fällen die Ursache von POI.

GENETISCHE GRÜNDE: Die häufigste dieser Erkrankungen ist das Ullrich-Turner-Syndrom, bei dem eines der weiblichen Chromosomen fehlt. POI aufgrund einer genetischen Veranlagung ist in der Regel häufiger, wenn in Ihrer Familie POI auftritt oder wenn POI in einem sehr frühen Alter beginnt.

Symptome der frühen Menopause und POI

Die Symptome einer frühen Menopause oder von POI können denen von Frauen ähneln, die später in die Menopause kommen, zum Beispiel Stimmungstiefs, Hirnnebel, Müdigkeit sowie Haar- und Hautveränderungen. Doch viele jüngere Frauen können sich in der frühen Menopause befinden, ohne es zu merken. Die Symptome können kommen und gehen, wenn der Hormonspiegel schwankt, und ein erheblicher Anteil der Frauen (etwa 10–15 Prozent) hat überhaupt keine Symptome.

Deshalb kann es sehr nützlich sein, Veränderungen in der Periode zu beobachten, da dies oft das erste Anzeichen ist. Vielleicht bemerken Sie eine Veränderung des Blutflusses und Ihre Periode wird seltener, bevor sie ganz ausbleibt. Doch bei einer von zehn jungen Frauen mit POI setzt die Periode gar nicht erst ein.

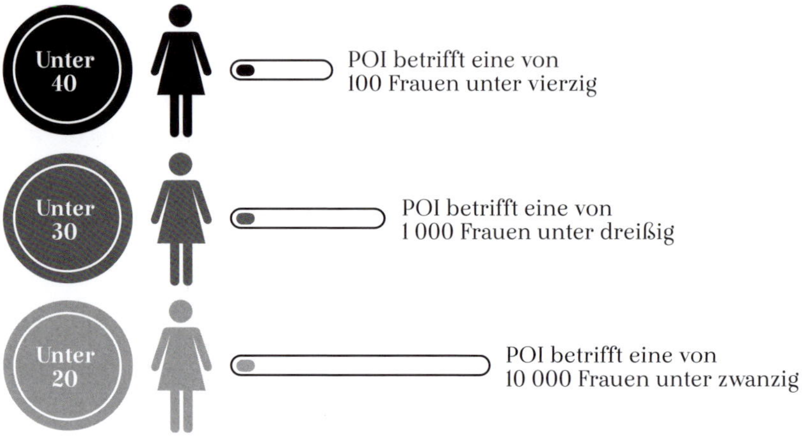

Häufigkeit der primären Ovarialinsuffizienz (POI)

Wenn Sie unregelmäßige Perioden haben oder Ihre Periode ausbleibt, ist es sehr wichtig, dass Sie mit einem Arzt sprechen, unabhängig von Ihrem Alter.

Der Diagnoseprozess ist bei jüngeren Frauen ausführlicher als bei denjenigen, die im üblichen, späteren Alter in die Menopause kommen, weil die gesundheitlichen Folgen einer frühen Menopause sehr viel größer sind.

Wenn bei Ihnen beide Eierstöcke entfernt wurden, brauchen Sie keine Tests, um die Diagnose zu bestätigen. Ansonsten sollten Sie mit einem Arzt über Ihre Symptome, über Ihre eigene Krankengeschichte und die Ihrer Familie sprechen. Wahrscheinlich müssen Sie eine Blutuntersuchung zur Messung Ihres FSH-Spiegels machen lassen. Wenn dieser erhöht ist, sind Sie sehr wahrscheinlich in den Wechseljahren. Zur Bestätigung der Diagnose sollte dieser Test vier bis sechs Wochen später wiederholt werden, denn der FSH-Spiegel verändert sich während Ihres Menstruationszyklus. Da der FSH-Spiegel jedoch stark schwanken kann, schließt ein normaler FSH-Spiegel die Diagnose POI nicht aus.

Sie sollten auch eine Knochendichtemessung (DXA) durchführen lassen, da ein niedriger Östrogenspiegel das Risiko der Entwicklung von Osteoporose erhöht. Möglicherweise werden weitere Bluttests durchgeführt zur Untersuchung Ihres Blutzuckerspiegels und Ihrer Schilddrüse und zum Test auf Zöliakie. Bei einigen Frauen gibt es hier Verbindungen

Fragen Sie Ihren Arzt

Drei wichtige Fragen, die Sie Ihrem Arzt stellen sollten, wenn Sie in der frühen Menopause sind:

- Können Sie erklären, was die Ursache für meine frühe Menopause/POI ist und warum ich sie habe?
- Gibt es gesundheitliche Risiken im Zusammenhang mit unbehandelten frühen Wechseljahren oder POI?
- Welche Auswirkungen hat das auf meine Fruchtbarkeit?

zur POI. Wenn Sie unter 35 Jahre alt sind, kann mit einer Blutuntersuchung überprüft werden, ob eine Chromosomenstörung die Ursache für die POI ist.

Wenn es unklar ist, ob Sie sich in einer frühen Menopause befinden, sollten Sie an eine Ärztin überwiesen werden, die auf Menopause oder Reproduktionsmedizin spezialisiert ist, um Ihre Diagnose zu bestätigen. Bitte bleiben Sie dran, bis Sie eine eindeutige Antwort haben, denn der rechtzeitige Beginn der richtigen Behandlung ist wichtig für Ihre jetzige und Ihre zukünftige Gesundheit.

Emily, 39

Emily bekam ihre Periode, als sie zwölf Jahre alt war, aber innerhalb eines Jahres blieb sie aus. Sie konnte sich tagsüber in der Schule nur schwer auf den Unterricht konzentrieren und nachts wachte sie schweißgebadet auf.

Emily vertraute ihrer Mutter an, wie es ihr ging, und sie machten einen Termin bei ihrem Hausarzt aus. Der überwies Emily an einen Facharzt für Gynäkologie, der Bluttests und eine Ultraschalluntersuchung vornahm. Es stellte sich heraus, dass ihre Gebärmutter kleiner als der Durchschnitt war und sie nur einen Eierstock hatte. Zwei Wochen später erhielt sie die Nachricht, dass sie in den Wechseljahren war.

Rückblickend sagt Emily, sie habe die Bedeutung der Nachricht nicht wirklich verstanden und konnte nicht nachvollziehen, warum ihre Mutter so aufgeregt war. Emily war gerade 14 Jahre alt, als sie erfuhr, dass sie in den Wechseljahren war. Man verschrieb ihr eine Hormonersatztherapie, aber dies war das erste und letzte Mal, dass sie ihren Facharzt sah. Es gab weder eine Beratung noch Folgetermine, sie wurde mit der Diagnose alleingelassen.

Als Jahre später die von ihr eingenommene Form der Hormonersatztherapie eingestellt wurde, erfuhr Emily dies in ihrer Apotheke, wo sie ihr übliches Rezept abholen wollte. Es gelang ihr, am nächsten Tag einen Termin bei ihrem Hausarzt zu vereinbaren, und sie bekam eine HRT eines anderen Herstellers verschrieben, aber ihre Symptome kehrten zurück. Daraufhin verschrieb ihr Arzt ein anderes Medikament, das ihr besser bekam, aber Emily fühlte sich immer noch nicht gut.

Sie wuchs mit einer Abneigung gegen ihr Aussehen auf und fühlte sich unsicher. Sie hatte Probleme mit Beziehungen, da sie wusste, dass sie eines Tages ihrem Partner von ihrer Menopause erzählen müsste. Weil die Diagnose POI so unbekannt ist, verstehen selbst Emilys Freunde sie nicht. In Ermangelung dringend benötigter ärztlicher Unterstützung musste Emily lernen, allein zurechtzukommen.

Sie hat beschlossen, über ihre Erfahrungen zu sprechen, um zu versuchen, das Bewusstsein für POI zu schärfen. Sie sagt ganz zu Recht, sie hätte Informationen bekommen sollen, was mit ihrem Körper passiert, und mehr Einfluss auf ihre Behandlung.

Emilys Geschichte macht mich sehr traurig, denn sie musste lange ohne angemessene Hilfe, Beratung oder Behandlung kämpfen. Sie hat das Gefühl, dass selbst jetzt – mehr als zwei Jahrzehnte nach ihrer Diagnose – mehr individuelle Informationen für junge Frauen, die das Gleiche durchmachen, gebraucht werden. Ihre Geschichte stimmt mit der vieler Frauen überein, die während ihrer Perimenopause und Menopause nicht genug beachtet wurden. Mit zunehmendem Bewusstsein für die Symptome, die in den Wechseljahren auftreten können, und für die gesundheitlichen Risiken der Menopause verdienen Frauen eine bessere Behandlung. Es ist wichtig, dass alle Frauen Zugang zu Gesundheit und Behandlung in ihren Wechseljahren bekommen.

Frühe Menopause und Gesundheit

Östrogen ist für viele Funktionen in unserem Körper sehr wichtig. Aber vier Bereiche sind besonders betroffen, wenn der Östrogenspiegel in jüngeren Jahren sinkt: die Gesundheit der Knochen, des Gehirns, des Herz-Kreislauf-Systems und die sexuelle Gesundheit. Viele Frauen mit POI profitieren auch von Testosteron.

GESUNDHEIT DER KNOCHEN: Östrogen schützt unsere Knochen und erhält die Knochendichte, sodass ein vorzeitig sinkender Östrogenspiegel bedeutet, dass jüngere Frauen ein erhöhtes Risiko haben, an Osteoporose zu erkranken.[26]

GESUNDHEIT DES GEHIRNS: Unser Gehirn braucht Östrogen, um Gedächtnis, Stimmung und Konzentration zu verbessern. Die Forschung hat gezeigt, dass Frauen, die früher die Wechseljahre durchlaufen, ein erhöhtes Risiko haben, im späteren Leben an Demenz zu erkranken. Östrogen und Testosteron sind auch wichtig für unsere Stimmung. Die Wechseljahre in jüngerem Alter zu erleben, kann zu sozialer Isolation führen. In meiner Praxis treffe ich immer wieder Frauen, die nicht in der Lage sind, mit ihren Freunden oder Gleichaltrigen über das zu sprechen, was sie durchmachen.

KARDIOVASKULÄRE GESUNDHEIT: Östrogen trägt zum Schutz unserer Arterien bei und senkt den Cholesterinspiegel. Frühe Wechseljahre setzen Frauen einem erhöhten Risiko für Herz-Kreislauf-Erkrankungen aus. 2019 ergab eine Studie, dass Frauen, die mit unter 40 Jahren in die Menopause kommen, fast doppelt so häufig wie Frauen mit normaler Menopause ein nicht tödliches kardiovaskuläres Ereignis wie Herzinfarkt, Angina pectoris oder Schlaganfall erleiden, bevor sie 60 Jahre alt sind.[27]

SEXUELLE GESUNDHEIT: Die Testosteronproduktion sinkt bei Frauen mit POI um mehr als 50 Prozent, was sich auf Libido und Stimmung sowie auf Gedächtnis und Konzentration auswirken kann.

Was ist mit der Fruchtbarkeit?

Es ist wichtig zu wissen, dass viele Frauen mit einer frühen Menopause oder mit POI nicht unbedingt unfruchtbar sind. Anders als in der Menopause bei älteren Frauen stellen die Eierstöcke bei Frauen mit POI ihre Aktivität nicht vollständig ein.

Die Funktion der Eierstöcke kann im Laufe der Zeit schwanken, gelegentlich kommt es zu einer Periode, einem Eisprung oder sogar einer Schwangerschaft. Diese sporadische Rückkehr der Eierstockfunktion führt dazu, dass etwa 5–10 Prozent der Frauen schwanger werden können. Die Einnahme von HRT kann die Fruchtbarkeit bei einigen Frauen verbessern. Sie kann in der Regel sicher fortgesetzt werden, wenn sie während der Einnahme schwanger werden. Wenn Sie sich Kinder wünschen, lassen Sie sich an einen Fruchtbarkeitsspezialisten überweisen, um Ihre Möglichkeiten zu besprechen.

Wir hatten in unserer Praxis einige Fälle, in denen Frauen während der Einnahme der HRT schwanger wurden. Wenn Sie eine HRT verschrieben bekommen und keine Kinder möchten, achten Sie auf eine sichere Verhütung.

Behandlungsmöglichkeiten

Sprechen Sie mit Ihrer Ärztin über die richtige Behandlung. Dabei sollen Ihre Symptome, Ihre Krankengeschichte und Ihre bestehenden Erkrankungen berücksichtigt werden.

Wenn es keinen medizinischen Grund gegen die Einnahme von Hormonen gibt und Sie es sich vorstellen können, ist die HRT die beste Wahl.

Bei der Behandlung von Frauen, die eine frühe Menopause durchmachen, wollen wir zwei Dinge erreichen: die aktuellen Symptome lindern und künftige Schäden durch Hormonmangel verhindern.

Die Behandlung von POI oder früher Menopause umfasst in der Regel die Einnahme einer kombinierten Hormonersatztherapie oder der kombinierten oralen Antibabypille. Beide Behandlungen enthalten Östrogen und ein Gestagen (oder Progesteron) und ersetzen die Hormone, die Ihnen fehlen. Die HRT ist sicher und es gibt viele Belege dafür, dass sie Ihre künftige Gesundheit verbessert, zum Beispiel durch Senkung des Risikos für Herzerkrankungen und Osteoporose. Im Allgemeinen gilt: Je jünger Sie sind, desto höher ist die Hormondosis, die Sie benötigen, um den Mangel zu beheben.

Wenn bei Ihnen eine frühe Menopause oder POI diagnostiziert wird, ist es wichtig, dass Sie die Hormone mindestens bis zum Alter von 51 Jahren, dem natürlichen Alter der Menopause, einnehmen. Damit ersetzen Sie Hormone, die Ihr Körper sonst bis zu diesem Alter bilden würde, und schützen sich vor Osteoporose und anderen Erkrankungen, die nach der Menopause auftreten können. Normalerweise nehmen Frauen nach diesem Alter weiterhin eine HRT, die meisten Frauen sogar für immer.

HRT oder die kombinierte Antibabypille?

Die Hormonersatztherapie liefert bioidentisches Östrogen, Progesteron und Testosteron, d.h., diese Hormone haben die gleiche molekulare Struktur wie die Hormone, die wir in unserem Körper ersetzen. Die Methode und die Dosierung können also sehr leicht geändert werden.

Jüngere Frauen fühlen sich oft wohler mit der kombinierten oralen Antibabypille, weil sie ihnen vertraut ist. Außerdem verhütet sie eine Empfängnis. Allerdings ist die Verwendung der Mirena®-Spirale für die Zufuhr von Östrogen und Testosteron in der Regel die bevorzugte Art der HRT, wenn Sie eine Verhütung benötigen.

Die Verhütungspille ist nicht geeignet, wenn Sie über 35 Jahre alt und Raucherin sind oder wenn Sie eine Herz-Kreislauf-Erkrankung haben oder in der Vergangenheit Blutgerinnsel, Schlaganfall oder Migräne hatten.

HRT und Antibabypille kurzgefasst

Hier finden Sie die wichtigsten Informationen:

- Beide Behandlungen sollten Ihre Symptome verbessern.
- Bei den meisten Frauen, die wegen POI mit einer HRT beginnen, überwiegen die Vorteile der HRT bei weitem die Risiken.
- Es gibt mehr Belege dafür, durch die HRT die Gesundheit zu verbessern, als durch die Einnahme der Antibabypille.
- Viele Frauen mit POI profitieren von der Einnahme von Testosteron.
- Eine HRT ist besser für Ihren Blutdruck als die kombinierte Antibabypille.
- HRT ist kein Verhütungsmittel, außer Sie verwenden die Mirena®-Spirale.[28]

Testosteron

Nicht alle Frauen brauchen Testosteron. Sprechen Sie mit Ihrem Arzt, wenn Sie feststellen, dass die HRT oder die kombinierte Antibabypille allein nicht gegen Symptome wie geringe Libido, Stimmungstiefs, Energiemangel oder Konzentrationsschwäche helfen.

Scheidentrockenheit und Blasenprobleme

Lokales Östrogen in Form einer Creme, eines Gels, einer Vaginaltablette oder eines Vaginalrings kann die Symptome lindern. Sie können problemlos mit einer HRT verabreicht werden. Eine weitere Option sind vaginale Feuchtigkeitscremes und Gleitmittel beim Sex, die zusammen mit lokalen Östrogenbehandlungen verwendet werden können.

Kognitive Verhaltenstherapie (KVT)

Häufig treten Gefühle von Niedergeschlagenheit oder Angst nach der Diagnose einer frühen Menopause oder POI auf. Kein Wunder, ist es doch eine große Veränderung, die viel früher eintritt als erwartet. Eine KVT kann hilfreich sein und wird als mögliche Behandlung empfohlen. Weitere Informationen dazu finden Sie im Kapitel »Wechseljahre und Psyche« (Seite 89).

Änderungen der Lebensweise

Eine gute Ernährung und ein gesunder Lebensstil sind in Verbindung mit der richtigen Behandlung sehr wichtig, unabhängig davon, wann Sie in die Wechseljahre kommen.

6 Wechseljahre und Psyche

Wenn ich heute vor meiner Praxis stünde und vorbeigehende Menschen über die Anzeichen der Wechseljahre befragte, würden die meisten von ihnen wohl Hitzewallungen kennen. Doch ich würde wetten, dass nur sehr wenige wüssten, welche enormen Auswirkungen die Perimenopause und die Menopause auf unsere psychische Gesundheit und unser Wohlbefinden haben können. Der weit verbreitete Mangel an Verständnis für die Auswirkungen der Hormone auf unsere Stimmung bedeutet, dass psychische Symptome fehldiagnostiziert oder oft ganz übersehen werden.

Für die meisten Frauen fällt die Menopause in eine der hektischsten Phasen ihres Lebens: Sie sind wahrscheinlich im Beruf etabliert und müssen Beruf und Familie unter einen Hut bringen, kümmern sich um Teenager oder haben andere Betreuungsaufgaben. Leicht werden dann Symptome wie Reizbarkeit und plötzliche Wutausbrüche auf Müdigkeit geschoben oder zunehmende Ängste auf Sorgen bei der Arbeit, um alternde Eltern oder Kinder im Teenageralter. Frauen, die ihren Arzt aufsuchen, bekommen oft Antidepressiva verschrieben, obwohl sie bei wechseljahresbedingten Stimmungstiefs nicht wirken.

Wir müssen uns bewusst machen, warum die Perimenopause und die Menopause einen so großen Einfluss auf unsere psychische Gesundheit haben. Die höchste Selbstmordrate bei Frauen in England und Wales liegt in der Altersgruppe der 50- bis 54-Jährigen,[29] also genau im durchschnittlichen Alter bei der Menopause. Ich glaube, dass das leider kein Zufall ist.

Wir müssen uns um unsere psychische Gesundheit kümmern. In diesem Kapitel werden wir uns ansehen, wie sich schwankende Hormone auf unsere Stimmung auswirken, welche Behandlungen helfen können – und welche nicht. Außerdem lernen Sie einige einfache Strategien kennen, mit denen Sie Ihre mentale Gesundheit und Ihr Wohlbefinden verbessern können.

Wechseljahre und unsere Stimmung

Sinkende Östrogen-, Progesteron- und Testosteronspiegel können sich auf unser Gehirn und damit auf unsere Stimmung auswirken.

Östrogen stimuliert die Ausschüttung von Serotonin, einen stimmungsaufhellenden Botenstoff, der unseren Gemütszustand und unsere Angstzustände reguliert. Östrogen spielt auch eine Rolle bei der Produktion von Endorphinen, den »Wohlfühlhormonen« des Gehirns.

Progesteron ist ein natürliches Beruhigungsmittel, das unser Gehirn und unser Körper produzieren. Während der Perimenopause und der Menopause versucht unser Körper, den sinkenden Progesteronspiegel auszugleichen, indem er die Stresshormone Cortisol und Adrenalin ausschüttet, was dazu führen kann, dass wir uns ängstlich und reizbar fühlen. Das kann sehr schnell geschehen und daher extreme Emotionen oder Wutausbrüche auslösen.

Testosteron beeinflusst unsere Stimmung, unser Energieniveau und unsere Motivation.

Und dann sind da natürlich noch die körperlichen Auswirkungen der perimenopause- und menopausebedingten Symptome: Wenn Sie durch häufige Hitzewallungen oder Schmerzen erschöpft sind, Ihre juckende Haut Sie frustriert oder Sie sich während einer wichtigen Sitzung nicht konzentrieren können, fühlen Sie sich zwangsläufig niedergeschlagen.

Depression und Stimmungsschwankungen

Typischerweise ist eine klinische Depression ein anhaltendes Gefühl der Traurigkeit mit Symptomen wie Hoffnungslosigkeit, Tränen, Angst oder Reizbarkeit. Sie kann Schlaf, Appetit und Libido beeinträchtigen. In schweren Fällen haben Menschen mit klinischer Depression Selbstmordgedanken oder die Absicht, sich selbst zu verletzen.

Perimenopause- und menopausebedingte psychische Symptome können sein:[30]

- Stimmungsschwankungen und Niedergeschlagenheit
- niedriges Energieniveau und Müdigkeit
- Schuldgefühle
- Reizbarkeit, Ärger, Wut
- geringes Selbstwertgefühl und Gefühle der Wertlosigkeit
- vermindertes Interesse an sozialen Kontakten, Gefühl der Isolation
- vermehrte Angstzustände und Panikattacken
- unruhiger Schlaf und Schlaflosigkeit
- mangelnde Libido und vermindertes sexuelles Vergnügen
- Probleme mit Gedächtnis und Konzentration
- Unruhe

Die Symptome einer klinischen Depression und von wechseljahresbedingten Stimmungsschwankungen können sich überschneiden (zum Beispiel Angstzustände und Gereiztheit). Der entscheidende Unterschied besteht darin, dass bei einer klinischen Depression das Gefühl der Niedergeschlagenheit über Wochen oder Monate andauert, während Frauen in der Perimenopause oder der Menopause zu Stimmungsschwankungen neigen. Oft wissen Frauen, dass ihre Symptome anders sind als die Symptome einer klinischen Depression. Es kann vorkommen, dass Gefühle von Traurigkeit, Angst oder sogar Wutausbrüche kommen und gehen.

Frauen in den Wechseljahren beschreiben oft, dass sie sich in der einen Woche absolut gut fühlen, in der nächsten Woche aber unter Angstzuständen leiden. Das liegt daran, dass diese Stimmungsschwankungen am stärksten sind, wenn unser Östrogenspiegel am niedrigsten ist. Der Östrogenspiegel steigt in der ersten Hälfte des Menstruationszyklus an und sinkt in der zweiten Hälfte. Das bedeutet, dass Frauen, die unter dem prämenstruellen Syndrom (PMS) leiden, in den Tagen vor ihrer Periode häufig Stimmungsschwankungen haben oder weinerlich sind. Wenn also der Östrogenspiegel schwankt, insbesondere während der Perimenopause, ist es verständlich, dass Ihre Stimmung negativ beeinflusst wird.

Führen Sie ein Stimmungstagebuch

Wenn Sie sich über die Ursachen Ihrer Stimmungsschwankungen unsicher sind, führen Sie ein Stimmungstagebuch oder halten Sie Ihre Gefühle in meiner kostenlosen Menopause Balance-App fest.

Notieren Sie, wie Sie sich jeden Tag fühlen (glücklich, traurig, ängstlich, wütend, gereizt) und wann Sie Ihre Periode haben. Das wird Ihnen und Ihrem Arzt helfen, festzustellen, ob Ihre Hormone Ihre Stimmung beeinflussen. Wenn Sie in der Vergangenheit unter PMS oder postpartalen Depressionen gelitten haben, werden Sie vielleicht feststellen, dass Ihre Stimmung während der Perimenopause und der Menopause schwankt, da Sie empfindlicher auf Hormonveränderungen reagieren.

Umgang mit Stimmungsschwankungen

Sprechen Sie mit Ihrem Arzt über alle Ihre Symptome, um die richtige Behandlung für Ihre Stimmungsschwankungen zu finden.

Prüfen Sie die Möglichkeiten einer HRT. Idealerweise sollten Sie Östrogen (und möglicherweise Testosteron) zuführen und Ihre Hormone durch eine Hormonersatztherapie ausgleichen. Wenn Sie eine HRT durchführen, sollte sich Ihre Stimmung innerhalb weniger Monate verbessern.

Wenn das nicht geschieht, sprechen Sie mit Ihrer Ärztin über eine Änderung der Dosierung oder der Art der HRT. Wenn sich die Situation im-

Geben Sie nicht auf!

Ihre psychische Gesundheit ist äußerst wichtig. Wenn Sie das Gefühl haben, dass Sie nicht die Hilfe bekommen, die Sie brauchen, bleiben Sie bitte hartnäckig. Holen Sie eine zweite Meinung ein oder bitten Sie um eine andere Behandlung.

mer noch nicht bessert, können Sie über die Möglichkeit einer Testosteroncreme oder eines Testosterongels sprechen. Nicht jede Frau braucht das oder profitiert davon, aber viele meiner Patientinnen haben einen positiven Einfluss auf ihre Stimmung erlebt.

Antidepressiva sind nicht immer die Lösung

Um es klar zu sagen: Antidepressiva eignen sich gut zur Behandlung von Menschen mit klinischer Depression. In meiner langjährigen Tätigkeit als Allgemeinmedizinerin habe ich Tausende von Frauen und Männern mit einer klinischen Depression erlebt, die von Antidepressiva profitiert haben.

Ebenso habe ich Tausende von Frauen in den Wechseljahren mit Stimmungstiefs behandelt, die nicht klinisch depressiv waren. Die britischen Leitlinien zur Menopause sind sehr eindeutig: Antidepressiva sollten nicht als Erstbehandlung für Stimmungsschwankungen in der Menopause verschrieben werden, denn es gibt keinen Beweis dafür, dass sie helfen.[31]

Dennoch werden immer noch zu viele Frauen in den Wechseljahren fälschlicherweise mit Antidepressiva behandelt. In einer Studie meiner gemeinnützigen Organisation Newson Health Research and Education von 2019 mit fast 3 000 Frauen im Vereinigten Königreich gaben 66 Prozent an, dass ihnen Antidepressiva gegen Stimmungstiefs im Zusammenhang mit den Wechseljahren verschrieben wurden. Dies geschieht in der Regel, wenn psychische Gesundheitssymptome isoliert betrachtet werden und nicht in Verbindung mit anderen Symptomen wie Gelenkschmerzen, Scheidentrockenheit oder Müdigkeit.

Antidepressiva wirken durch die Erhöhung der Botenstoffe Serotonin und Noradrenalin in unserem Gehirn, die mit der Stimmung und den Emotionen verbunden sind. Antidepressiva können aber nicht den menopausalbedingten Hormonmangel beheben, wie es die HRT tut. Wenn Antidepressiva falsch verschrieben werden, können sie Nebenwirkungen wie Stimmungsschwankungen und verminderte Libido verursachen. Auch verringern sie das künftige Risiko von Herzkrankheiten und Osteoporose nicht in der gleichen Weise wie die Einnahme einer HRT.

Die Forschung hat gezeigt, dass sich bei Frauen, die in der Perimenopause eine HRT erhalten, die Häufigkeit einer klinischen Depression verringern kann. Meiner Erfahrung nach konnten viele der Frauen, die eine HRT einnehmen und die in der Vergangenheit fälschlicherweise Antidepressiva erhalten haben, ihre depressiven Symptome so weit verbessern, dass sie ihre Antidepressiva reduzieren oder sogar absetzen können.

Kognitive Verhaltenstherapie (KVT)

KVT ist eine Gesprächstherapie, die Ihnen helfen kann, Ihre Probleme zu bewältigen, indem Sie Ihre Denk- und Verhaltensweisen ändern. Sie wird bei einer Reihe von körperlichen und psychischen Gesundheitsproblemen eingesetzt, darunter Angstzustände und Depressionen, Schlaflosigkeit und chronisches Müdigkeitssyndrom.

Wie kann sie helfen?

KVT wird in den britischen Leitlinien zur Menopause als Behandlung zur Linderung menopausalbedingter Stimmungstiefs oder Ängste empfohlen.[32] Das Kernmodell der KVT konzentriert sich auf das Hier und Jetzt, auf ein Ereignis oder eine schwierige Situation und die Frage, wie Sie darauf reagieren. Die KVT lehrt Sie, wie Sie nicht hilfreiche Verhaltensweisen erkennen (zum Beispiel negative Gedanken und Emotionen), und zeigt, wie Sie auf Herausforderungen positiver reagieren können.

Wie kann ich eine KVT in Anspruch nehmen?

KVT ist eine gut etablierte Behandlung, die weltweit eingesetzt wird. Fragen Sie Ihren Arzt, wie Sie Zugang dazu erhalten können. In Deutschland bezahlen die gesetzlichen Krankenkassen die KVT, wenn bei Ihnen eine psychische Erkrankung diagnostiziert wurde oder Beschwerden aufgrund von chronischen Erkrankungen zu einem erheblichen Leidensdruck führen. Allerdings kann es lange dauern, bis Sie einen Therapieplatz erhalten oder bis die Krankenkasse die Behandlung genehmigt.

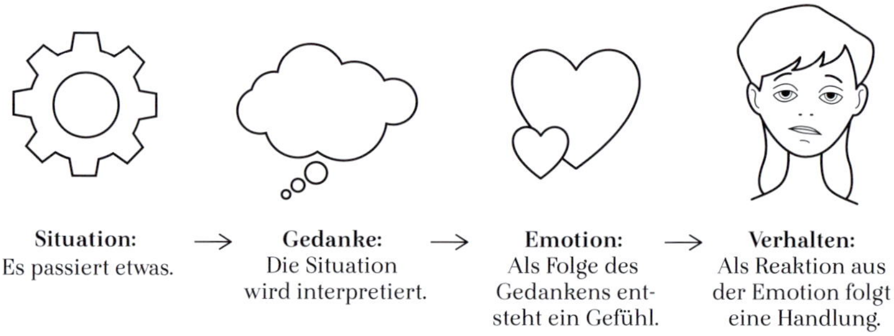

Kognitive Verhaltenstherapie (KVT)

Achtsamkeit

Achtsamkeit bedeutet, ganz im Hier und Jetzt zu sein. Sie richten Ihre Aufmerksamkeit auf Ihre Gedanken, Ihre Umgebung, Ihre Atmung und Ihren Körper. Bei Achtsamkeit geht es nicht darum, Ihren Geist von Sorgen zu befreien, sondern die Sorgen wahrzunehmen, sie anzuerkennen und zu visualisieren, sodass die Sorgen vorübergehen.

Wie kann mir Achtsamkeit helfen?

Es gibt immer mehr Beweise dafür, dass Achtsamkeit uns allen helfen kann, mit Problemen wie Stress, Ängsten, Depressionen und Schlaflosigkeit besser umzugehen. Es gibt wissenschaftliche Studien, die die Auswirkungen von Achtsamkeit auf Wechseljahresbeschwerden untersuchen.

Eine Überprüfung ergab, dass psychologisches Eingreifen (zum Beispiel mittels Achtsamkeit und KVT) Symptome wie Hitzewallungen, Reiz-

Achtsamkeitsübung: Bodyscan

Diese Achtsamkeitsübung ist auch für Anfänger geeignet. Nehmen Sie sich dafür etwa 15 Minuten Zeit und wählen Sie eine Tageszeit, von der Sie wissen, dass Sie nicht gestört werden. Denken Sie daran, Ihr Telefon stumm zu stellen.

- Legen Sie sich auf den Rücken auf den Boden oder auf Ihr Bett. Vergewissern Sie sich, dass Sie es warm und bequem haben.
- Strecken Sie die Beine aus und legen Sie die Arme neben sich, die Handflächen zeigen nach oben.
- Konzentrieren Sie sich zunächst auf Ihre Atmung. Atmen Sie tief durch die Nase ein und durch den Mund aus. Atmen Sie so zwei Minuten lang.
- Richten Sie dann langsam und bewusst Ihre Aufmerksamkeit auf jeden Teil Ihres Körpers, beginnend bei den Zehen. Bewegen Sie sich gedanklich langsam bis zum Kopf hinauf.
- Achten Sie auf die Empfindungen oder Gefühle, die Sie in jedem Teil Ihres Körpers spüren.
- Wenn Ihre Gedanken abschweifen, nehmen Sie sie wahr und leiten Sie sie sanft zu Ihrem Körper zurück. Sie sollten sich nach dieser Übung ruhiger fühlen. Wenn Sie merken, dass Ihre Gedanken kreisen, bleiben Sie dran – mit der Zeit klappt es immer besser.

barkeit, Vergesslichkeit und Gelenkschmerzen lindern kann.[33] Eine Studie mit 1750 Frauen im Alter von 40–65 Jahren ergab, dass diejenigen, die regelmäßig Achtsamkeitsübungen praktizierten, seltener mit Reizbarkeit, Depressionen und Angstzuständen zu kämpfen hatten.[34]

Wie kann ich Achtsamkeit üben?

Achtsamkeitsübungen können Sie allein zu Hause praktizieren, aber es gibt auch Kurse von professionellen Anbietern. Wie bei der KVT können die Wartelisten lang sein und in Ihrer Nähe gibt es vielleicht keine Angebote. Es gibt auch einige einfach zu bedienende Apps wie Headspace und Calm, die geführte Meditationen und Entspannungsübungen anbieten. Die Adressen finden Sie im Serviceteil (Seite 156).

Melissa, 55

Vor ein paar Jahren, mit Ende 40, begannen bei Melissa die ersten Symptome der Perimenopause. Sie machte sich gelegentlich Sorgen, war aber in der Lage, Herausforderungen zu bewältigen.

Das änderte sich, als ihre Perimenopause einsetzte. Etwa zu der Zeit, zu der ihre monatliche Periode anfing, bekam sie Angstzustände und Panikattacken, war erschöpft und ihre PMS-Symptome verstärkten sich. Dadurch fühlte sie sich niedergeschlagen und ihr Selbstwertgefühl war beeinträchtigt. Die Angstzustände waren nicht vorhersehbar. Einmal stand sie an einer Supermarktkasse und wollte nur noch weglaufen. Außerdem begann sie nachts zu schwitzen, was ihr den Schlaf raubte, und sie hatte eine Reihe von Harnwegsinfektionen, die sie zuvor noch nie gehabt hatte.

Auf der Suche nach Hilfe gegen ihre Ängste und die anderen Symptome ging Melissa zu ihrem Arzt. Eine HRT wurde erörtert, aber nur als eine Option für spätere Zeiten. Stattdessen konzentrierte sich Melissa auf eine veränderte Ernährung und Lebensweise. Sie aß gesünder, nahm Nahrungsergänzungsmittel, reduzierte ihren Alkoholkonsum und trieb mehr Sport. Die Situation besserte sich zwar ein wenig, aber mit der Zeit wurde ihre Periode unregelmäßiger und Melissa litt unter Müdigkeit und Hirnnebel, was zu Konzentrationsschwierigkeiten führte. Sie ertappte sich dabei, dass sie ihre beiden Kinder ohne Grund anschnauzte, erlebte intensive Wutanfälle, die sich gegen niemanden richteten, und ihre Libido begann zu sinken. Der Tropfen, der das Fass zum Überlaufen brachte, waren die Gelenkschmerzen, vor allem in den Füßen, die es ihr erschwerten, Sport zu treiben.

Als Melissa zu mir kam, gingen wir die lange Liste ihrer Symptome durch und sprachen über ihre individuellen Risiken und die Vorteile einer HRT. Ich verschrieb ihr eine kombinierte HRT in Form von Östrogen-Gel und mikronisiertem Progesteron zusammen mit einer kleinen Menge Testosteroncreme. Das Testosteron wirkte sich positiv auf ihr Wohlbefinden, ihre körperliche Kraft und ihre Libido aus. In Kombination mit dem Östrogen-Gel hat es den Hirnnebel beseitigt.

In den achtzehn Monaten, seit sie mit der HRT begonnen hat, hatte Melissa keine Panikattacken mehr, sie hat mehr Energie und ihr Selbstwertgefühl ist wiederhergestellt. Die meisten körperlichen Schmerzen sind verschwunden, und ihr Hirnnebel hat sich gelichtet. Sie sagt, sie habe ein neues Lebensgefühl, und hätte sich gewünscht, früher mit der HRT begonnen zu haben.

Was Sie noch für Ihre Psyche tun können

Frauen erzählen mir oft, dass ihr Stimmungstief sie dazu bringt, sich allem und jedem zu verschließen, auch denen, die ihnen nahestehen. Andere empfinden enorme Schuldgefühle, weil sie überlegen, wie sich ihre Launen oder Wutanfälle auf ihre Mitmenschen auswirken.

Reden Sie

Sie müssen diese Last nicht allein tragen. Das Gespräch mit einem Arzt über die richtige Behandlung ist ein unglaublich wichtiger Schritt. Aber Sie müssen auch Ihre Freunde, Ihre Familie und vertrauenswürdige Arbeitskollegen einweihen. Es ist schwierig für Ihre Lieben, Ihre körperlichen und emotionalen Herausforderungen mitzuerleben. Ich habe Partner erlebt, die ihre Frauen in meine Praxis begleiteten und weinten, weil sie nicht wussten, wie sie helfen konnten. Sagen Sie ihnen, wie Sie sich fühlen; klären Sie sie darüber auf, welchen Einfluss die Hormone auf Ihren Körper haben. Gibt es etwas, womit sie Ihnen helfen können? Verschlimmern bestimmte Aufgaben oder Situationen Ihre Ängste und könnten Sie die jemand anderem überlassen?

Bewegen Sie sich

Mit der richtigen Behandlung sollten sich Ihr Energieniveau heben und Ihre körperlichen Symptome abklingen. Wenn Sie nicht regelmäßig Sport treiben, ist jetzt ein guter Zeitpunkt, etwas Bewegung in Ihren Tagesablauf einzubauen. Bewegung setzt wohltuende Endorphine frei und hat viele gesundheitliche Vorteile, von besserem Schlaf bis hin zum Schutz von Herz und Knochen. Im Kapitel »Bewegung in den Wechseljahren« (Seite 106) finden Sie einige Anregungen.

Wenn Sie eine Weile keinen Sport getrieben haben, machen Sie sich nicht zu viele Gedanken darüber, wie viel und wie oft Sie sich bewegen. Beginnen Sie mit etwas Sanftem, zum Beispiel Spazierengehen, und steigern Sie sich langsam.

Nehmen Sie sich Zeit für sich selbst

Wenn Sie mit einem Stimmungstief und Angstzuständen zu kämpfen haben, kann ein allgegenwärtiges Gefühl der Negativität auftreten, von Gedanken wie »Ich schaffe es nicht« bis hin zu katastrophalen Gedanken über das Schlimmste, was passieren könnte. Gönnen Sie sich eine Verschnaufpause – im wahrsten Sinne des Wortes.

Vielen von uns fällt es schwer, sich zu entspannen, wenn ihr Leben hektisch ist, aber das ist unglaublich wichtig. Viele meiner Patientinnen sagen, dass die Aromatherapie ihre Stimmung hebt und entspannend wirkt. Verwenden Sie ein paar Tropfen ätherisches Öl, verdünnt mit einem Trägeröl für eine Massage, oder geben Sie ein wenig davon in ein Bad. Planen Sie im Voraus Zeit ein, um etwas zu tun, das Ihnen Spaß macht, zum Beispiel Zeit allein verbringen, sich eine Serie ansehen, Sport treiben oder eine Freundin anrufen.

7 Wechseljahre und Schlaf

Haben Sie Schlafprobleme? Dann befinden Sie sich in guter Gesellschaft. Fast jede Frau, die in meine Praxis kommt, klagt über Müdigkeit aufgrund von Schlafmangel.

Erschöpft wirkende Patientinnen erzählen mir, dass sie mehrmals wegen nächtlicher Schweißausbrüche aufwachen, oft sogar, bevor das eigentliche Schwitzen auftritt. Andere werden durch nächtlichen Harndrang (Nykturie) geweckt. Viele Frauen wachen mehrmals auf, vor allem in den frühen Morgenstunden, auch wenn sie keine nächtlichen Schweißausbrüche haben. Und es gibt Frauen, die extra früh ins Bett gehen, um dann stundenlang wach zu liegen, während ihr Partner fröhlich neben ihnen schnarcht.

Der Einfluss der Hormone auf den Schlaf sollte nicht unterschätzt werden, und während unserer Perimenopause und Menopause ist eine gute Schlafqualität wichtiger denn je. Untersuchungen zeigen, dass Schlafprobleme häufiger auftreten, wenn Frauen in die Perimenopause und Menopause kommen.[35]

Deshalb werden wir uns in diesem Kapitel die Gründe dafür ansehen, dass viele von uns von so schlecht schlafen. Wir werden uns auch mit den Möglichkeiten beschäftigen, hormonelle Probleme zu korrigieren, und einige Strategien kennenlernen, mit denen Sie in Morpheus' Arme sinken.

Warum ist erholsamer Schlaf so wichtig?

Schlaf ist von zentraler Bedeutung für unsere allgemeine Gesundheit und unser Wohlbefinden. Er hemmt Entzündungen, hilft bei der Wundheilung und Regeneration unseres Körpers und unterstützt unser Immunsystem. Schlaf ist auch entscheidend für die Gesundheit des Gehirns – ein gestörter Schlaf beeinträchtigt unser Kurzzeitgedächtnis und unsere Reaktionszeit. Im Hinblick auf die geistige Gesundheit trägt er zum Schutz vor Stress und Depressionen bei.

Schlaf hilft uns auch, unseren Blutzuckerspiegel zu kontrollieren und ein gesundes Gewicht zu halten. Studien haben gezeigt, dass Menschen mit Schlafentzug einen niedrigeren Spiegel von Leptin haben, einem Hormon, das für das Sättigungsgefühl verantwortlich ist, und einen höheren von Ghrelin, einem Hormon, das das Hungergefühl anregt.

Wenn es darum geht, eine gute Nachtruhe zu definieren, erzählen viele Menschen, wie viele Stunden Schlaf sie pro Nacht bekommen. Es gibt jedoch keine Standarddefinition für »normalen« Schlaf. Die Menge an Schlaf, die für unsere Gesundheit notwendig ist, ist von Person zu Person unterschiedlich und hängt von Faktoren wie dem Alter ab.[36]

Das Geheimnis von erholsamem Schlaf

Die amerikanische National Sleep Foundation hat vier Schlüsselfaktoren für gute Schlafqualität identifiziert:[37]

1. Die Zeit im Bett sollte überwiegend mit Schlaf verbracht werden (mindestens 85 Prozent der Gesamtzeit).
2. Man sollte innerhalb von 30 Minuten (oder schneller) einschlafen.
3. Man sollte nicht öfter als einmal pro Nacht aufwachen.
4. Man sollte höchstens 20 Minuten lang wach sein, bevor man wieder einschläft.

Wichtig ist die Qualität des Schlafs. Wenn wir schlafen, durchlaufen wir mehrere Runden eines Schlafzyklus, wobei jeder Zyklus in mehrere Phasen unterteilt ist. Diese Phasen sind wichtig, damit sich unser Gehirn und unser Körper erholen und weiterentwickeln können. Daher können sich unterbrochener Schlaf oder Einschlafschwierigkeiten auf unsere körperliche und geistige Gesundheit auswirken.

Wie beeinflussen die Wechseljahre den Schlaf?

Bei den meisten meiner Patientinnen ist es der Umgang mit den Auswirkungen der Wechseljahresbeschwerden, der Schlafprobleme verursacht. Nicht überraschend ist, dass nächtliche Schweißausbrüche und Hitzewallungen ganz oben auf der Liste stehen – ich weiß aus eigener Erfahrung, wie störend sie sein können. Bevor mir klar wurde, dass ich in der Perimenopause war, und eine HRT anzuwenden begann, hatte ich monatelang fast jede Nacht furchtbare Schweißausbrüche. Ich wachte mitten in der Nacht schweißgebadet auf und musste oft mein Bettzeug und meinen Schlafanzug wechseln. Ich wachte aber auch zu anderen Zeiten auf, in denen ich nicht unter Nachtschweiß litt; ich lag dann einfach im Bett und wusste, dass ich am nächsten Tag müde sein würde, aber es war mir unmöglich, wieder einzuschlafen.

Andere Symptome, die den Schlaf beeinträchtigen, sind Gelenkschmerzen sowie Probleme beim Wasserlassen, wiederkehrende Harnwegsinfekte und Nykturie. Frauen, die unter diesen Symptomen leiden, wachen dadurch nachts auf oder können gar nicht erst einschlafen.

Psychische Symptome im Zusammenhang mit der Menopause können unseren Schlaf ebenfalls beeinträchtigen. Viele Frauen mit Stimmungsschwankungen oder Angstzuständen berichten mir, dass ihre Gedanken rasen, sobald ihr Kopf das Kissen berührt, oder dass sie früh aufwachen und sich Sorgen über die Arbeit oder das Privatleben machen.

Darüber hinaus helfen Hormone unserem Gehirn, die Qualität und Dauer des Schlafs zu gewährleisten. Östrogen kann unserem Gehirn bei der Verarbeitung von Serotonin helfen. Das ist ein chemischer Baustein für Melatonin, ein Hormon, das unseren Schlaf-Wach-Rhythmus zu regulieren hilft. Progesteron kann sich ebenfalls positiv auf den Schlaf auswirken. Es erhöht die Produktion von GABA (Gamma-Aminobuttersäure), einem chemischen Stoff, der das Gehirn beruhigt, den Körper entspannt und auf den Schlaf vorbereitet. Eine geringe GABA-Aktivität kann in Verbindung mit Schlaflosigkeit und Schlafstörungen, Stress und Konzentrationsschwäche stehen. Auch ein niedriger Testosteronspiegel kann zu Schlafproblemen führen.

Eine Behebung des Hormonmangels sollte auch zu einer Verringerung der Schmerzen führen und Harnprobleme sollten abklingen. Auch hier gilt: Wenn Sie unter wiederkehrenden Harnwegsinfekten leiden, sollten Sie immer einen Arzt aufsuchen, auch wenn sie nicht mit den Wechseljahren zusammenhängen.

Der erste Schritt zu einem erholsameren Schlaf ist ein Gespräch mit einem Arzt über die Behandlung Ihrer Symptome.

Beheben Sie Ihren Hormonmangel

Studien haben gezeigt, dass eine HRT die Schlafqualität verbessert, das Einschlafen erleichtert, nächtliche Wachphasen verringert und die Symptome reduziert.[38] Ein ausreichender Östrogenspiegel kann den Schlaf oft deutlich verbessern. Frauen bemerken häufig, dass sie schneller einschlafen können und in der Nacht seltener aufwachen. Viele Frauen nehmen mikronisiertes Progesteron als Teil ihrer Hormonersatztherapie ein. Wie bereits erwähnt, ist mikronisiertes Progesteron ein natürliches Beruhigungsmittel (Seite 66). Es kann Schläfrigkeit verursachen, wovon viele Frauen mit Schlafproblemen profitieren.

Feste Schlafenszeiten statt »Nachholschlaf«

Es gibt nichts Schlimmeres, als sich die ganze Nacht herumzuwälzen, sich zu drehen und morgens dann aufstehen zu müssen, um den Tag zu beginnen. Mit einer gelegentlichen Nachtschlafstörung kommt unser Körper ganz gut zurecht. Wenn Sie allerdings dauerhaft schlecht schlafen, sollten Sie etwas dagegen unternehmen.

Viele von uns versuchen, eine schlechte Nacht auszugleichen, indem sie am nächsten Abend früh zu Bett gehen, um den verlorenen Schlaf nachzuholen. Oft versuchen wir auch, am Wochenende länger zu schlafen, um den fehlenden Schlaf während der Arbeitswoche gutzumachen. Aber dieser Versuch kann kontraproduktiv sein.

Wenn Sie zu früh ins Bett gehen, werden Sie wahrscheinlich frustriert im Bett liegen, weil sie nicht einschlafen können. Das wird dazu führen, dass Sie Ihr Bett als einen Ort erleben, an dem Sie sich unruhig und nicht ausgeruht fühlen. Natürlich ist es schön, wenn Sie am Wochenende länger schlafen können, aber ich fürchte, das kann den Schlafmangel nicht wettmachen.

2019 untersuchte eine Schlafstudie den Schlaf von gesunden Erwachsenen und teilte sie in drei Gruppen ein: Einer Gruppe wurde viel Zeit zum Schlafen zugestanden: neun Stunden jede Nacht, neun Nächte lang. Die zweite Gruppe durfte fünf Stunden pro Nacht über den gleichen Zeitraum schlafen. Die Teilnehmer der dritten Gruppe schliefen fünf Tage lang nicht mehr als fünf Stunden pro Nacht, gefolgt von einem Wochenende, an dem sie so viel schlafen konnten, wie sie wollten, bevor sie zu zwei Tagen mit eingeschränktem Schlaf zurückkehrten. Die Menschen in der »Wochenendnachholgruppe« nahmen an Gewicht zu und hatten eine geringere Insulinempfindlichkeit, was einen Risikofaktor für Typ-2-Diabetes darstellt.[39]

Das zeigt: Beständigkeit, nicht Nachholbedarf ist der Schlüssel zu erholsamem Schlaf. Was wiederum bedeutet: Gehen Sie immer zur gleichen Zeit zu Bett und stehen Sie zur gleichen Zeit auf, auch am Wochenende (tut mir leid!). Damit stellen Sie die innere Uhr Ihres Körpers ein, den sogenannten zirkadianen Rhythmus. Unser zirkadianer Rhythmus ist individuell. Deshalb ist es wichtig, dass Sie die für Sie optimale Zeit herausfinden. Wenn Sie von Natur aus früh aufstehen, dann gehen Sie früh ins Bett; wenn Sie ein Langschläfer sind, machen Sie es umgekehrt. Stellen Sie sich einen Wecker, um diese Routine zu etablieren.

Schreiben Sie Ihre Sorgen weg

Auch wenn Sie nicht unter körperlichen Symptomen leiden, zum Beispiel nächtlichen Schweißausbrüchen oder Problemen beim Wasserlassen, können psychische Wechseljahresbeschwerden den Schlaf empfindlich stören. Patientinnen erzählen mir, dass sie mitten in der Nacht aufwachen und Gedanken an zu Hause, die Arbeit oder Situationen, die sie nicht kontrollieren können, haben. Das kann dazu führen, dass sie sich erdrückt und ängstlich fühlen und nicht mehr einschlafen können.

Kathryn Pinkham ist Spezialistin für Schlaflosigkeit und Gründerin der Insomnia Clinic. Sie schlägt vor, sich täglich jeden Tag 20 Minuten Zeit zu nehmen, um alles aufzuschreiben, was einem durch den Kopf geht, zum Beispiel eine Aufgabenliste, Gedanken oder »Was-wäre-wenn-Sorgen«. Wenn Sie das alles aufschreiben, erkennen Sie es an, und wenn Sie das regelmäßig tun, werden Ihnen diese Gedanken seltener kurz vor dem Einschlafen oder mitten in der Nacht durch den Kopf gehen.

Im Laufe der Jahre habe ich in Gesprächen mit meinen Patientinnen gelernt, dass es bestimmte Situationen oder Umgebungen gibt, die wir nicht ändern können. Was wir jedoch ändern können, ist die Art und Weise, mit ihnen umzugehen; und sei es nur, dass wir uns eingestehen, dass sie existieren.

Bridget, 48

Bridget hatte zwei Jahre lang unter Wechseljahresbeschwerden gelitten, bevor sie in meine Praxis kam. Sie erklärte, dass sie müde sei, Schwierigkeiten habe, sich zu konzentrieren, und sich fühle, als sei sie ständig am Rande einer Erkältung.

Der Schlaf war ihr zentrales Problem. Obwohl sie zur gleichen Zeit zu Bett ging wie ihr achtjähriger Sohn, war Bridget morgens nicht erfrischt, sondern fühlte sich völlig erschöpft. Sie erklärte, dass sie gelegentlich nächtliche Schweißausbrüche habe, die sie aufweckten. Normalerweise schlafe sie sehr schnell ein, wache dann aber zu verschiedenen Zeiten in der Nacht und früh am Morgen auf und habe große Mühe, wieder einzuschlafen. Niemals wache sie ausgeruht auf.

Die erdrückende Müdigkeit und der Mangel an Energie wirkten sich auf ihre Karriere aus. Sie habe sich zum Beispiel beim Schreiben eines wichtigen Geschäftsplans im Büro einfach nicht konzentrieren können. Häufig sage sie als Ausrede, sie habe Migräne, da sie ihrem Chef nicht erklären könne, dass sie einfach nur müde sei.

In Anbetracht von Bridgets Symptomen und ihrer Krankengeschichte war klar, dass sie von einer Hormonersatztherapie profitieren würde. Nachdem ich die richtige Dosierung und Art der HRT für sie herausgefunden hatte, verbesserten sich Bridgets Symptome bald. Sie stellte fest, dass innerhalb weniger Tage nach der Einnahme der HRT ihr Schlaf wirklich besser wurde, und sie wachte nur noch selten in der Nacht auf. Dadurch ließ ihre Müdigkeit nach und sie konnte sich bei der Arbeit besser konzentrieren.

Bridgets Versuch, früh ins Bett zu gehen, um Schlaf nachzuholen, zeigt, dass eine frühe Nachtruhe oder längeres Ausschlafen keine Garantie für erholsamen Schlaf sind. Eine angemessene Behandlung Ihrer Symptome und eine konsequente Schlafenszeit sind der beste Weg, Schlafprobleme ein für alle Mal in den Griff zu bekommen.

Strategien für einen erholsamen Schlaf

Sobald Sie eine wirksame Behandlung Ihrer Symptome gefunden haben, versuchen Sie, eine konstante Schlafenszeit einzuführen und Ihre ständig wechselnden Gedanken zu beruhigen. Sie können auch die nachfol-

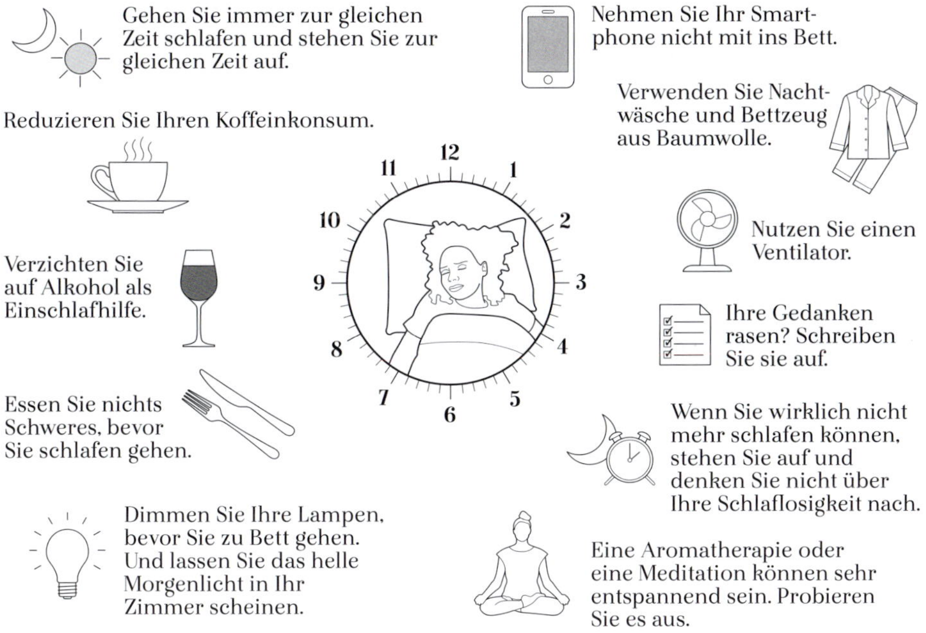

Strategien für einen erholsamen Schlaf

gend beschriebenen Strategien ausprobieren, um in einen guten Schlafrhythmus zu kommen.

Hier geht es jedoch nicht darum, eine Liste von Dingen zu erstellen, die Sie jeden Tag vor dem Schlafengehen tun müssen. Wiederholungen können gut sein, aber wenn Sie versuchen, alles auf einmal zu ändern, werden Sie sich gestresst oder ängstlich fühlen. Und das ist das Letzte, was Sie für einen erholsamen Schlaf brauchen.

Lesen Sie die folgenden Vorschläge durch, überlegen Sie, welche der Tipps Ihnen helfen könnten, und probieren Sie sie aus.

TAGSÜBER: Achten Sie auf Ihren Koffeinkonsum: Wir alle wissen, dass Koffein den Schlaf stören kann. Sie brauchen auf Kaffee nicht gänzlich zu verzichten, wenn Ihnen das sehr schwerfällt. Aber machen Sie sich bewusst, wie oft Sie zu Kaffee, Tee oder einem koffeinhaltigen Getränk greifen. Eine Tasse Kaffee am Morgen ist in Ordnung, aber setzen Sie sich für Ihr letztes koffeinhaltiges Getränk einen Endpunkt am Nachmittag.

WENN SIE ZU HAUSE SIND:

- Denken Sie an die Essenszeiten: Schwere Mahlzeiten brauchen länger, um verdaut zu werden. Aber Sie sollten auch nicht hungrig ins Bett gehen.
- Seien Sie vorsichtig mit Alkohol: Ein paar Gläser Wein machen Sie zunächst schläfrig und entspannt, aber Alkohol unterbricht den Schlafzyklus, was zu frühem Aufwachen und Müdigkeit am nächsten Tag führt.
- Entspannen Sie sich und dimmen Sie das Licht: Wenn die Schlafenszeit naht, dimmen Sie langsam das Licht in Ihrem Wohnzimmer, damit Ihr Körper mit der Ausschüttung des Schlafhormons Melatonin beginnt.

DIE IDEALE SCHLAFUMGEBUNG:

- Denken Sie an die Materialien: Wählen Sie Bettzeug und Nachtwäsche aus Baumwolle, die die Haut kühl halten und den Körperschweiß aufnehmen. Wenn Ihr Partner es gern kuschelig hat und Ihnen das zu warm ist, können Sie unterschiedlich dicke Decken nutzen.
- Schlafen Sie nicht nackt: Sich auszuziehen, wenn Sie sich heiß und unruhig fühlen, mag verlockend klingen. Aber wenn Sie dann nachts schwitzen, bleibt der Schweiß auf der Haut und es dauert länger, bis Sie abgekühlt sind.
- Versuchen Sie es mit einem Ventilator: Auch auf niedriger Einstellung kann er Ihr Zimmer kühlen, ohne dass der Lärm Sie wachhält.

WENN SIE NACHTS AUFWACHEN:

- Wechseln Sie den Raum: Es hat keinen Sinn, im Bett zu liegen, während Ihre Gedanken rasen. Ändern Sie Ihre Umgebung, stehen Sie auf, gehen Sie auf die Toilette, machen Sie sich in der Küche ein Getränk oder lesen Sie ein Buch im Wohnzimmer. Wenn Sie sich wieder schläfrig fühlen, gehen Sie wieder ins Bett.
- Vergessen Sie die Konsequenz nicht: Versuchen Sie, die gleichen Schlaf- und Aufwachzeiten einzuhalten, auch wenn Sie in der Nacht wach waren. Das ist schwer, ich weiß.

Arbeiten Sie im Schichtdienst?

Die Bewältigung von Schlafproblemen in der Perimenopause ist besonders schwierig, wenn Sie im Schichtdienst arbeiten. Als ich als Assistenzärztin im Bereitschaftsdienst arbeitete, habe ich an den Wochenenden freitags um 8 Uhr morgens angefangen und hörte erst montags um 12 Uhr auf. Dieses Gefühl, gegen den eigenen Rhythmus zu kämpfen und wach bleiben zu müssen, obwohl ich eigentlich schlafen wollte, ist etwas, das ich nie vergessen werde.

Wenn Sie Nachtschicht arbeiten, schalten Sie abends vor Schichtbeginn helles Licht an.[40] Tageslicht unterdrückt die Melatoninproduktion. Versuchen Sie daher, das helle Morgenlicht auf dem Heimweg von der Arbeit durch das Tragen einer Sonnenbrille abzuschwächen. Wenn Sie nach Hause kommen, gehen Sie nicht direkt ins Bett, sondern gönnen Sie sich Zeit, um abzuschalten und etwas Leichtes zu essen. Wenn Familienmitglieder zu Hause sind, bitten Sie sie, möglichst leise zu sein, damit sie Ihren Schlaf nicht stören.

Lassen Sie sich nicht dazu verleiten, Ihre geplante Schlafenszeit zu nutzen, um Arbeiten im Haushalt nachzuholen.[41] Wenn nötig, ändern Sie Zeiten oder Tage, an denen die Arbeiten erledigt werden.

8 Bewegung in den Wechseljahren

Die Perimenopause und die Menopause können unsere Motivation zur Bewegung auf einen Tiefpunkt bringen. Symptome wie Müdigkeit, Gelenkschmerzen, Hitzewallungen und Scheidentrockenheit sind auch kaum förderlich für ein intensives Training. Selbst Patientinnen, die erfahrene Läuferinnen und Radfahrerinnen sind, sagen, dass ihnen die Lust am Sport vergeht und damit auch der Traum, ihre persönliche Bestleistung zu erreichen.

Aber wie Sie in diesem Kapitel erfahren werden, kann Bewegung ein wesentlicher Bestandteil der Bewältigung der Perimenopause und der Menopause sein. Bewegung stärkt Ihre körperliche und geistige Gesundheit und kann dazu beitragen, Ihren Körper vor den Auswirkungen des Hormonmangels zu schützen. Nach Rücksprache mit Ihrer Ärztin über die richtige Behandlung sollten hoffentlich die lästigen Symptome nachlassen und Ihre Energie und die Freude an der Bewegung zurückkehren. Egal ob Sie Dauergast im Fitnessstudio sind oder schon lange nicht mehr trainiert haben, lassen Sie uns einen Blick darauf werfen, wie Sie regelmäßige Bewegung in Ihren Alltag einbauen können.

Vorteile von Bewegung

Bewegung erhöht die Herzfrequenz und bringt das Blut im Körper zum Fließen. Als Reaktion auf wahrgenommenen Stress oder Schmerzen schüttet das Gehirn chemische Stoffe, sogenannte Endorphine, aus. Endorphine sind nicht nur ein natürliches Schmerzmittel, sondern sie wirken sich auch positiv auf die Stimmung aus, sodass Sie sich entspannter und besser fühlen.

Bewegung ist auch gut für die Knochengesundheit – ein wichtiges Anliegen, denn Frauen sind stärker gefährdet, an Osteoporose zu erkranken, als Männer. Bei Osteoporose verlieren die Knochen ihre Festigkeit und können im späteren Leben leichter brechen. Als lebendes Gewebe werden unsere Knochen gestärkt, wenn wir sie benutzen. Regelmäßige Bewegung senkt auch unser Risiko für Herz-Kreislauf-Erkrankungen und Demenz und hilft uns, ein gesundes Gewicht zu halten.

Wie viel Bewegung sollte ich anstreben?

Die aktuellen britischen Leitlinien besagen, dass Erwachsene im Alter von 19 bis 64 Jahren fünfmal pro Woche eine halbe Stunde mäßig intensives Training anstreben sollten, dazu an mindestens zwei Tagen pro Woche Krafttraining.[42] Beispiele für mäßige Bewegung sind zügiges Gehen, Tennis, Radfahren und auch Rasenmähen. Zu den Kraftübungen gehören Übungen mit Fitnessbändern, Liegestütze, Sit-ups und das Heben von Gewichten.

Wenn Sie schon länger nicht mehr trainiert haben, lassen Sie sich nicht entmutigen. Fangen Sie klein an und steigern Sie sich langsam. Auch wenn Sie am Ende des täglichen Spaziergangs ein paar Minuten laufen, ist das schon ein Fortschritt.

Welche Übungen sind wichtig?

Sofern Sie nicht von einem Arzt darauf hingewiesen wurden, eine bestimmte Übung zu meiden, sind alle Übungen von Vorteil für Ihre Gesundheit und Ihr Wohlbefinden vor, in und nach den Wechseljahren.

Darüber hinaus gibt es zwei Arten von Bewegung, die besonders gut für die Knochengesundheit sind:

1. Bewegungen, bei denen die Knochen Ihr eigenes Körpergewicht tragen. Gute Beispiele dafür sind zügiges Gehen, Tanzen und Aerobic. Abwechslung ist gut für die Knochen, und das erreichen Sie, indem Sie die Bewegungen, die Richtung und die Geschwindigkeit variieren.
2. Krafttraining, bei dem Sie Ihre Muskeln einsetzen. Ihre Knochen werden darauf reagieren, indem sie sich erneuern oder stärken. Beispiele für Kraftübungen sind Yoga, Pilates und Übungen mit Gewichten oder Fitnessbändern.

Das Wichtigste ist, dass Sie etwas finden, das Ihnen Spaß macht, damit Sie dabeibleiben. Vielleicht ist auch ein Tanzkurs oder ein YouTube-Workout, bevor der Rest der Familie aufwacht, das Richtige für Sie.

Was soll ich anziehen?

Sie müssen kein Vermögen für eine völlig neue Trainingsgarderobe ausgeben. Achten Sie aber darauf, dass Sie beim Sport etwas tragen, womit Sie Ihre Symptome nicht verschlimmern und Ihnen dadurch die Freude an der Aktivität genommen wird.

- Wenn Hitzewallungen ein Thema sind, suchen Sie nach Stoffen, die Luft zirkulieren und die Feuchtigkeit verdunsten lassen. Oder entscheiden Sie sich einfach für Baumwolle.

- Schützen Sie Ihre Gelenke, indem Sie gutsitzende, stützende Schuhe tragen, die Ihre Füße, Knöchel oder Knie nicht übermäßig belasten.
- Wenn Scheidentrockenheit ein Problem ist, vermeiden Sie alles, was zu eng anliegt.

Welche Ziele sollte ich mir setzen?

Versuchen Sie nicht, sich mit Ihrem jüngeren Ich zu messen. Vielleicht sind Sie vor zehn oder 15 Jahren Marathons gelaufen. Bedenken Sie aber, dass der Hormonmangel in der Perimenopause und der Menopause Sie ganz schön auspowern kann. Frauen erzählen mir oft, dass ihre Ausdauer nachlässt, sie schneller ermüden und ihre Muskeln und Gelenke nach dem Sport länger schmerzen als früher. Wenn Sie erst vor kurzem mit der Hormonbehandlung begonnen haben, wird es eine Weile dauern, bis Ihre Symptome abklingen.

Die gute Nachricht ist, dass sich bei vielen Frauen, die eine HRT nehmen, Belastbarkeit und Ausdauer verbessern. Setzen Sie sich also kleine Ziele, bis Ihre Energie zurückkehrt und Sie das Niveau und die Häufigkeit Ihres Trainings steigern können.

Finden Sie den richtigen Zeitpunkt

Planen Sie Bewegung so in Ihren Tag ein, wie Sie eine Arbeitsbesprechung einplanen würden. So wird die Bewegung Teil Ihres Tagesablaufs und nicht ein zusätzliches Extra, das Sie auf Ihrer Prioritätenliste immer weiter nach unten schieben. Auch das Timing ist wichtig: Sind 20 Minuten Bewegung am Morgen besser, als die Bewegung auf später am Tag zu verschieben? Könnten Sie sie in Ihrer Mittagspause unterbringen?

Übungen zur Stärkung der Knochen

Denken Sie immer daran, sich vor und nach dem Sport zu dehnen, um Verletzungen zu vermeiden.

Schulterbrücke

— Legen Sie sich auf den Rücken, die Arme lang neben dem Körper. Die Knie sind gebeugt und die Füße stehen hüftbreit auseinander.

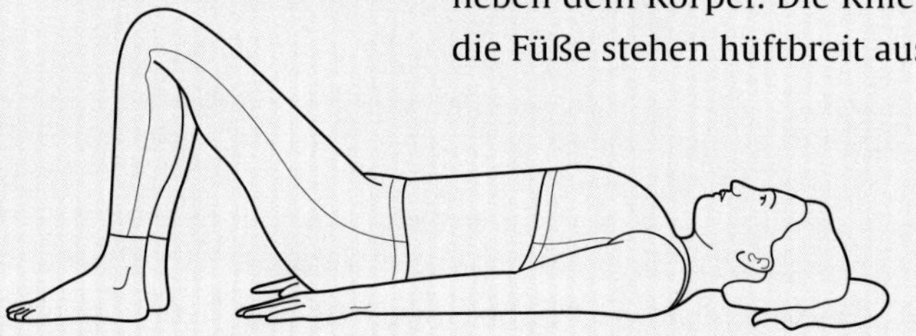

— Spannen Sie Ihre Bauchmuskeln und Ihr Gesäß an und heben Sie Ihren Po Richtung Decke. Ihre Schultern bleiben am Boden, Ihre Knie sind eng beieinander. Achten Sie auf eine gerade Linie zwischen Ihren Schultern und Ihren Knien.

— Halten Sie die Position 5 Sekunden, dann rollen Sie Ihren Körper auf den Boden ab.

— Wiederholen Sie die Übung bis zu 10-mal.

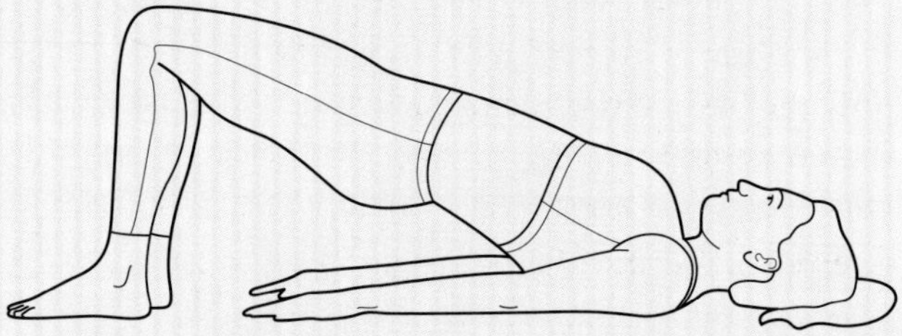

Squat

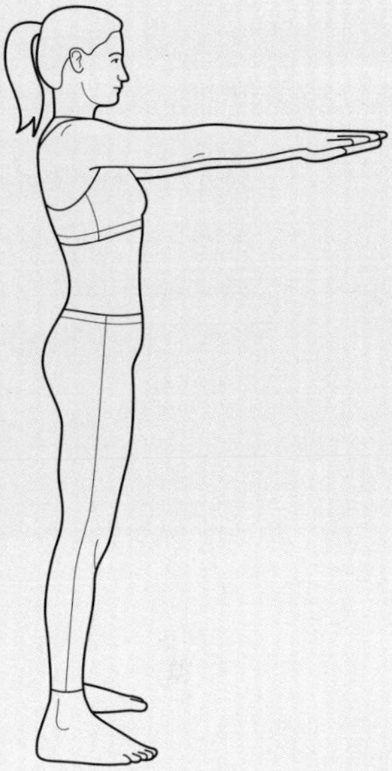

- Stehen Sie gerade, die Füße schulterbreit auseinander. Strecken Sie die Arme nach vorn aus, um im Gleichgewicht zu bleiben.
- Beugen Sie die Knie, als würden Sie sich auf einen Stuhl setzen, und halten Sie die Oberschenkel parallel zum Boden. Der Rücken bleibt dabei gerade. Achten Sie darauf, dass Ihre Knie nicht über die Zehen ragen.

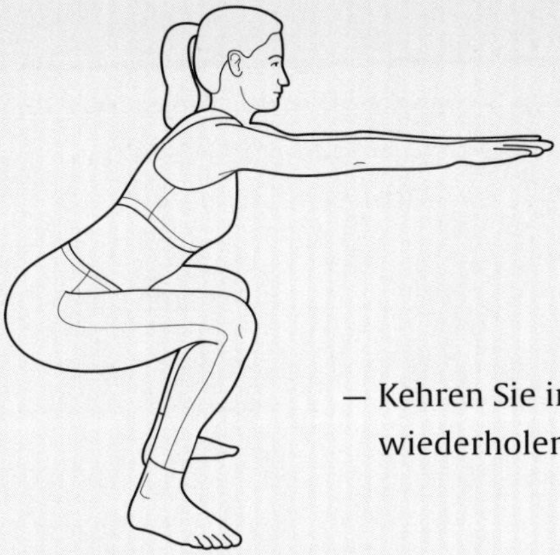

- Kehren Sie in den Stand zurück und wiederholen Sie die Übung 10-mal.

Ausfallschritt

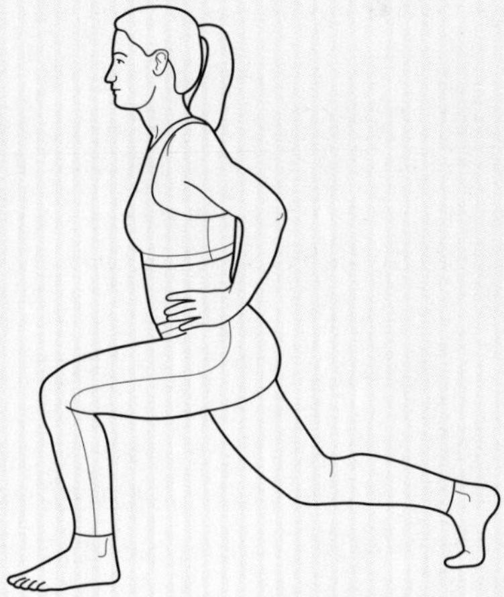

- Stehen Sie aufrecht und blicken Sie gerade nach vorn. Machen Sie mit einem Bein einen Schritt nach vorn, wobei Sie die Hüfte absenken, bis beide Knie um etwa 90 Grad gebeugt sind.
- Achten Sie darauf, dass sich Ihr vorderes Knie beim Ausfallschritt nicht über die Zehen neigt, und halten Sie Ihren Oberkörper stets aufrecht.
- Wechseln Sie die Beine und wiederholen Sie die Übung insgesamt 10-mal.

Es muss nicht alles oder nichts sein

Versuchen Sie, jeden Tag Bewegung einzubauen, indem Sie zu Fuß gehen oder mit dem Fahrrad fahren. Wenn Sie können, nehmen Sie die Treppe oder machen Sie während der Arbeit alle paar Stunden ein paar Dehnübungen.

Bauen Sie Kraftübungen in Ihren Alltag ein

Versuchen Sie, Kraftübungen in andere Aktivitäten einzubauen. Ich mache manchmal einfache Übungen wie Kniebeugen oder stehe sogar auf einem Bein, während ich mir morgens die Haare mache oder während ich darauf warte, dass das Wasser kocht. Klar, mein Mann und meine Töchter schauen mich manchmal komisch an. Aber so fülle ich die sonst tote Zeit mit sich wiederholenden Bewegungen, die dazu beitragen, meine Knochen und Muskeln zu stärken.

Gönnen Sie sich eine Pause

Genauso wie wir dem Risiko eines Burnouts ausgesetzt sind, wenn wir uns bei der Arbeit zu sehr anstrengen, können wir auch unserem Körper zu viel zumuten. Ein Tag zum Ausruhen ist wichtig, damit sich unsere Muskeln erholen können.

Seien Sie nachsichtig mit sich selbst

In der Perimenopause und der Menopause befinden wir uns in einem Alter, in dem wir durch Beruf, Partner, Kinder und Verwandte in so viele verschiedene Richtungen gezogen werden, dass es unmöglich erscheint, etwas nur für uns selbst zu tun. Aber Bewegung ist eine wichtige Investition in unsere Gesundheit und unser Wohlbefinden. Sorgen Sie dafür, dass Sie sich etwas Zeit für sich selbst und für Sport nehmen. Aber seien

Sie nachsichtig mit sich, wenn Ihnen in einer anstrengenden Woche mal die Zeit für den Sport fehlt.

Ich hoffe, die Tipps in diesem Kapitel geben Ihnen Rüstzeug und Inspiration, um mehr Bewegung in Ihr Leben zu bringen. Die körperlichen und geistigen Vorteile sind einfach zu groß, um darauf zu verzichten. Nehmen Sie Bewegung und Sport in Ihrem eigenen Tempo auf, bauen Sie sie in Ihren Tagesablauf ein, und vor allem: Haben Sie Spaß dabei!

Yoga

Ich praktiziere seit langem Ashtanga-Yoga. In den letzten Jahren hat es mir sehr geholfen, meine Menopause durchzustehen und meine Gesundheit zu verbessern. Ich war noch nie ein großer Fan von Fitnessstudios. Yoga dagegen lässt sich gut mit meinem Arbeits- und Privatleben vereinbaren. Regelmäßig ausgeführte Yoga-Übungen (bekannt als Asanas) stärken unsere Muskeln, einschließlich der Rumpf- und Beckenbodenmuskulatur, und sind gut für unsere Knochendichte. Auch die mentalen Vorteile sind zahlreich: Die Konzentration auf die Atmung hilft, Ängste abzubauen, und bringt ein Gefühl der Ruhe. Frauen, die an den Yogastunden meiner Praxis teilnehmen, sagen, dass es auch bei Schlafstörungen und Hitzewallungen hilft.

Wenn Sie Yoga noch nicht ausprobiert haben, empfehle ich Ihnen, an einem Kurs teilzunehmen, um zu sehen, ob es Ihnen Spaß macht. Drei meiner Lieblings-Asanas, die auch für Anfänger geeignet sind, können Sie bequem zu Hause ausprobieren.

Baum

- Stellen Sie sich aufrecht hin, die Füße zusammen und die Arme seitlich am Körper.
- Richten Sie Ihren Blick auf etwas, das vor Ihnen liegt, und atmen Sie einige Male durch die Nase ein und durch den Mund aus. Heben Sie dann langsam den rechten Fuß vom Boden ab und setzen Sie die Sohle an die Innenseite des linken Oberschenkels. Die Zehen zeigen nach unten und die Hüfte ist nach vorn ausgerichtet.
- Atmen Sie ein und heben Sie die Arme gerade nach oben, wobei Sie die Handflächen zusammendrücken.

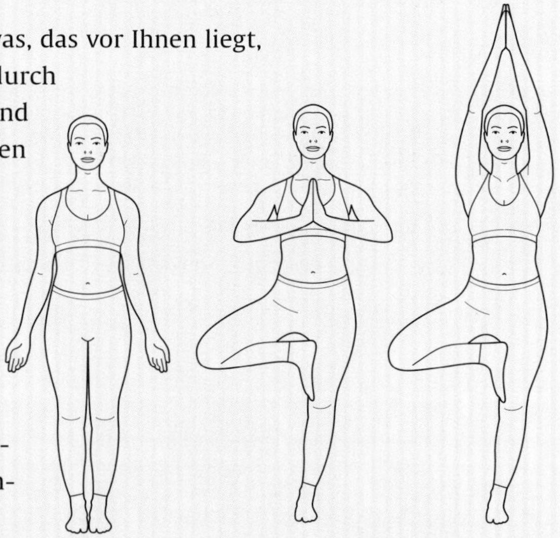

– Halten Sie die Position für einige Atemzüge. Senken Sie die Arme und stellen Sie dann den rechten Fuß langsam zurück auf den Boden.

– Wiederholen Sie die Übung mit erhobenem linken Fuß.

Herabschauender Hund

– Beginnen Sie im Vierfüßlerstand auf Händen und Knien, drücken Sie die Zehen in den Boden und heben Sie die Hüfte nach oben und hinten, bis Ihr Körper ein Dreieck bildet. Verlagern Sie Ihr Gewicht so weit wie möglich nach hinten.

– Bleiben Sie für 5–8 Atemzüge in der Position. Versuchen Sie, mit jedem Atemzug die Fersen mehr Richtung Matte zu drücken. Strengen Sie sich an, aber tun Sie nichts, was sich für Ihren Körper unangenehm anfühlt.

– Gehen Sie dann wieder in den Vierfüßlerstand und wiederholen Sie die Übung noch zweimal.

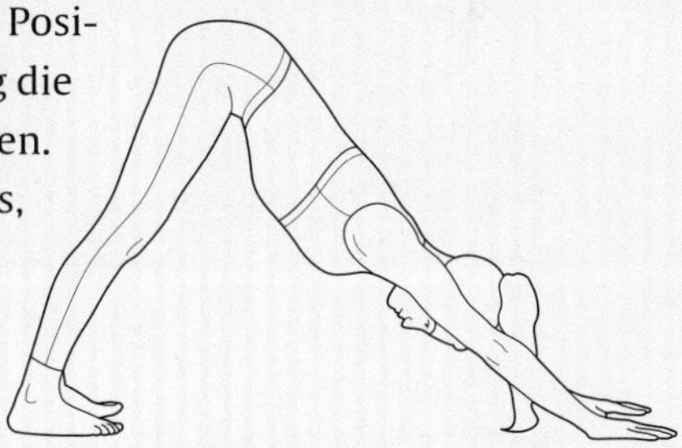

Haltung des Kindes

– Beginnen Sie im Vierfüßlerstand.

– Drücken Sie den Po langsam nach hinten zu den Fersen. Gleichzeitig schieben Sie Ihre Hände nach vorn. Legen Sie Ihre Stirn auf dem Boden ab.

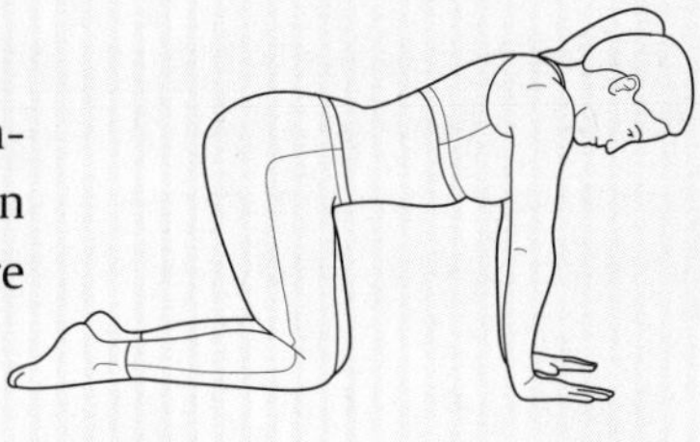

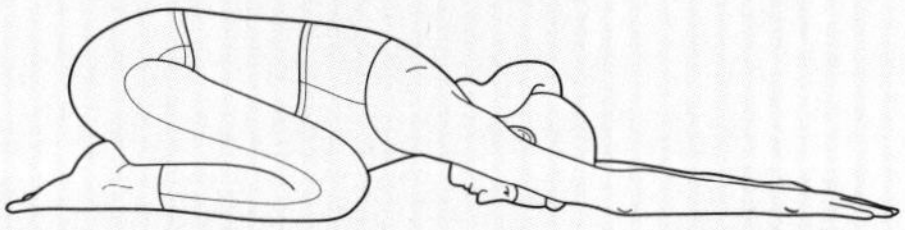

– Halten Sie diese Position für bis zu 30 Sekunden und kehren Sie dann in den Vierfüßlerstand zurück.

9 Wechseljahre und Ernährung

Sie können nicht vorhersagen, wann Ihre Menopause eintreten wird oder welche Symptome Sie haben werden. Aber Sie haben die Kontrolle über Ihre Ernährung. Der Verzehr der richtigen Lebensmittel kann helfen, Ihre Knochen zu stärken, die Gesundheit Ihres Herz-Kreislauf-Systems zu verbessern und Ihre Stimmung zu regulieren.

In Verbindung mit Bewegung (Lesen Sie hierzu das Kapitel »Bewegung in den Wechseljahren«, Seite 106) kann eine ausgewogene Ernährung dazu beitragen, ein gesundes Gewicht zu halten und den sogenannten »Altersspeck« zu bekämpfen. Wenn sich der Stoffwechsel verlangsamt, reagiert der Körper nämlich auf den sinkenden Östrogenspiegel, indem er versucht, eine Reserve an Östrogen in den Fettzellen aufzubauen.

Ob Sie sich mitten in der Menopause befinden oder sich auf die Perimenopause vorbereiten – nutzen Sie diese Zeit, um eine Bestandsaufnahme Ihrer gesamten Ernährung zu machen. Ich plädiere weder dafür, eine schnelle Diät zu machen, noch möchte ich, dass Sie zwanghaft Kalorien zählen. Stattdessen geht es in diesem Kapitel vielmehr darum, die lebenswichtigen Nährstoffe und Nahrungsmittel zu sich zu nehmen, die Ihr Körper in dieser Zeit braucht. Außerdem gebe ich Ihnen Tipps für einige einfache Änderungen in Ihrer Ernährung, damit Sie gut genährt und stark Ihre Wechseljahre bewältigen und Ihre zukünftige Gesundheit verbessern können.

Überdenken Sie Ihre Einstellung zum Essen

Viele der Frauen, die ich in meiner Praxis behandle, sind in einem ungesunden Kreislauf gefangen, wenn es um ihre Ernährung geht. Für manche Menschen sind Essen und Alkohol eine Quelle des Trostes oder eine Form der Belohnung nach einem harten Tag. Für andere vernebelt die Müdigkeit die Wahl der Lebensmittel und sie entscheiden sich für Koffein oder Zucker, um einen schnellen Energieschub zu bekommen.

Stundenlanges Kochen ist wahrscheinlich das Letzte, was Sie sich wünschen, wenn Sie müde sind, Schmerzen haben und von Hitzewallungen geplagt werden. Doch wenn Sie dann auf Fertiggerichte zurückgreifen, die viel Zucker, Salz und gesättigte Fettsäuren enthalten, fühlen Sie sich träge und unzufrieden. Je früher Sie Lebensmittel als eine Form der Medizin sehen, desto besser. Während der Wechseljahre sollten Sie gut für sich sorgen – und dazu gehört viel mehr, als nur ein Pflaster aufzukleben oder eine Pille einzunehmen.

In meiner Praxis verfolgen wir einen ganzheitlichen Ansatz für die Menopause – und eine gute Ernährungsberatung ist ein zentraler Bestandteil davon. Was wir während der Perimenopause und der Menopause zu uns nehmen, hat einen direkten Einfluss darauf, wie unser Körper und unser Geist mit den Herausforderungen des Wandels umgehen, und es wirkt sich auch auf unsere künftige Gesundheit aus.

Führen Sie ein Ernährungstagebuch

Schreiben Sie ein paar Tage lang alles auf, was Sie essen und trinken, um festzustellen, wie abwechslungsreich Ihre Ernährung ist. Seien Sie ehrlich und achten Sie auf eventuelle Lücken. Trinken Sie genug Wasser (etwa sechs bis acht Gläser pro Tag)? Essen Sie verschiedenes Obst und Gemüse? Sind Ihre Mahlzeiten gesund, aber die Neigung zum Naschen und zu verarbeiteten Lebensmitteln ist oft größer?

Bei einer gesunden Ernährung kommt es auf Ausgewogenheit und Vielfalt an: Denken Sie an frisches Obst und Gemüse mit vielen Vitaminen und Nährstoffen, Vollkornprodukte, die reich an Ballaststoffen sind und Energie liefern, ungesättigte Fettsäuren und Öle sowie mageres Fleisch und Fisch.

Nährstoffe für gesunde Wechseljahre

Im Folgenden gehe ich näher auf die lebenswichtigen Nährstoffe ein, die Ihren Körper nähren und schützen. Sie erfahren, wie viel Sie davon zu sich nehmen sollten und wie Sie sie in Ihre tägliche Ernährung einbauen können.

Kalzium

Kalzium trägt zum Aufbau und Erhalt unserer Knochen bei. 99 Prozent des Kalziums in unserem Körper sind in unseren Knochen gespeichert. Es ist ein äußerst wichtiger Mineralstoff für unser ganzes Leben, aber vor allem in den Wechseljahren und nach der Menopause, wenn ein Mangel an Östrogen das Risiko für Osteoporose erhöht.

WIE VIEL BRAUCHE ICH? In den britischen Leitlinien heißt es, dass Frauen zwischen 18 und 64 Jahren etwa 700 mg Kalzium pro Tag benötigen und diesen Bedarf durch eine ausgewogene Ernährung decken können.[43]

WOHER BEKOMME ICH ES? Molkereiprodukte wie Milch, Käse und Joghurt sind bekannte und wichtige Kalziumquellen, aber auch grünes Blattgemüse, Sojabohnen, Nüsse und Fisch.

Vitamin D

Vitamin D hilft bei der Kalziumaufnahme und sorgt damit für starke Knochen. Das meiste Vitamin D erhalten wir durch die Sonne. Es wird in der Haut synthetisiert, wenn sie Sonnenlicht mit ausreichend UVB-Strahlung ausgesetzt ist, was normalerweise in den Sommermonaten der Fall ist.

WIE VIEL BRAUCHE ICH? In den britischen Leitlinien heißt es, dass jeder Mensch ab dem 1. Lebensjahr etwa 10 µg Vitamin D pro Tag aufnehmen sollte.

WOHER BEKOMME ICH ES? Es gibt relativ wenige natürliche Vitamin-D-Quellen in unserer Nahrung: Eigelb, Fleisch, tierisches Fett, Leber, Nieren und fetter Fisch wie Lachs und Makrele. Hier sind Nahrungsergänzungsmittel wichtig, denn es ist sehr schwierig, genügend Vitamin D über die Nahrung zu sich zu nehmen, und es ist auch unmöglich zu wissen, wie viel Vitamin D jemand über die Haut aufgenommen hat. Im Vereinigten Königreich wird empfohlen, es zwischen September und März einzunehmen.[44]

Magnesium

Magnesium ist ein Mineral, das im gesamten Körper gebraucht wird, unter anderem in den Knochen, im Gehirn und in den Muskeln. Es wandelt die Nahrung in Energie um, hilft, den Blutzuckerspiegel auszugleichen, reguliert die Stimmung, fördert die Entspannung und unterstützt den Schlaf. Magnesium ist auch an der Bildung starker Knochen beteiligt, da Kalzium und Magnesium zusammenwirken.

WIE VIEL BRAUCHE ICH? In den britischen Leitlinien heißt es, dass erwachsene Frauen im Alter von 19 bis 64 Jahren 270 mg Magnesium pro Tag benötigen.

WOHER BEKOMME ICH ES? Magnesium findet sich in grünem Blattgemüse, Nüssen und Samen, Kürbis, Vollkorngetreide und Hülsenfrüchten. Denken Sie daran, dass Alkohol, koffeinhaltige Getränke und Medikamente wie Antibiotika die Magnesiumaufnahme beeinträchtigen können, ebenso wie Stress. Sie können auch überlegen, ein hochwertiges Magnesiumpräparat einzunehmen. Viele Frauen, mit denen ich spreche, sagen, dass es einen erholsamen Schlaf fördert und die Häufigkeit von Kopfschmerzen und Migräne reduziert.

Lebensmittel mit niedrigem GI

Der glykämische Index (GI) ist ein Bewertungssystem für Lebensmittel, die Kohlenhydrate enthalten, eine wichtige Energiequelle für den Körper. Lebensmittel mit einem hohen GI werden schneller verdaut und bewirken eine schnelle Freisetzung von Blutzucker, was einen hohen Blutzuckerspiegel oder Stimmungsschwankungen verursachen kann. Lebensmittel mit niedrigem GI hingegen werden langsamer verdaut und geben die Energie in einem gleichmäßigeren Rhythmus ab, was den Blutzuckerspiegel und die Stimmung stabilisiert.

WOHER BEKOMME ICH SIE? Versuchen Sie, die weißen, raffinierten Kohlenhydrate zu vermeiden, die in Lebensmitteln wie Weißbrot, geschältem Reis und Pizza enthalten sind. Wechseln Sie zu Kohlenhydraten mit niedrigem GI, wie Vollkornbrot, Naturreis, Hülsenfrüchte, Bohnen oder Süßkartoffeln. Sie helfen, den Blutzuckerspiegel konstant zu halten. Vielleicht stellen Sie auch fest, dass regelmäßige kleinere Mahlzeiten helfen, Stimmungsschwankungen unter Kontrolle zu bekommen.

Ballaststoffe

Ballaststoffe sind eine Art von Kohlenhydraten. Sie sind der Teil von Obst, Gemüse und Getreide, der vom Magen nicht verdaut werden kann. Ballaststoffe unterstützen die Verdauung, verhindern Verstopfung, verhelfen zum Sättigungsgefühl und fördern das Wachstum der guten Bakterien im Darm. Sie haben auch einige wichtige allgemeine gesundheitliche

Mengen langsam erhöhen

Erhöhen Sie die Menge an Ballaststoffen in Ihrer Nahrung langsam, aber konsequent. Wenn Sie zu schnell große Mengen an Ballaststoffen aufnehmen, kann das zu Blähungen führen.

Vorteile: Sie werden mit einem geringeren Risiko für Herzkrankheiten, Schlaganfall, Typ-2-Diabetes und Darmkrebs in Verbindung gebracht.

WIE VIEL BRAUCHE ICH? Die aktuellen britischen Richtlinien besagen, dass Erwachsene etwa 30 g Ballaststoffe pro Tag als Teil einer gesunden Ernährung zu sich nehmen sollten. Zur Verdeutlichung: Zwei Scheiben Vollkornbrot enthalten etwa 5 g Ballaststoffe.

WOHER BEKOMME ICH SIE? Gute Quellen für Ballaststoffe sind Obst und Gemüse, Vollkorngetreide wie Vollkornweizen, Vollkornnudeln, Vollkornbulgur und Naturreis sowie Hülsenfrüchte.

Omega-3-Fettsäuren

Omega-3-Fettsäuren sind in Lebensmitteln und Nahrungsergänzungsmitteln enthalten. Es gibt drei Haupttypen: ALA (Alpha-Linolensäure) kann vom Körper nicht selbst hergestellt werden, aber EPA (Eicosapentaensäure) und DHA (Docosahexaensäure) können im Körper aus ALA hergestellt werden und sind in Lebensmitteln enthalten. Omega-3 hat zahlreiche Vorteile: Es kann die Stimmung heben, den Kreislauf anregen und wirkt entzündungshemmend.

WIE VIEL BRAUCHE ICH? Fetter Fisch wie Makrele und Lachs sind die Hauptquelle für EPA und DHA. Daher sollten Sie mindestens eine Portion fetten Fisch pro Woche essen.

WOHER BEKOMME ICH ES? Wenn Sie keinen Fisch essen, können Sie auf pflanzliche Lebensmittel zurückgreifen. ALA ist in Pflanzenölen (Raps und Leinsamen), Nüssen (Walnüsse, Pekannüsse, Haselnüsse) sowie in grünem Blattgemüse enthalten. Oder Sie nehmen Nahrungsergänzungsmittel.

Phytoöstrogene

Phytoöstrogene sind pflanzliche Verbindungen, die in ihrer Struktur dem körpereigenen Östrogen ähneln. Man findet sie in unterschiedlicher Menge in Lebensmitteln, darunter in Soja, Hülsenfrüchten wie Bohnen und Linsen sowie in Nüssen und Samen.

Wenn wir Phytoöstrogene zu uns nehmen, werden sie in den Blutkreislauf aufgenommen, binden an Östrogenrezeptoren in unserem Körper und haben eine Östrogen-ähnliche Wirkung. Gemahlene Leinsamen, über Ihren Frühstücksbrei oder Ihr Müsli gestreut oder als natürliches Verdickungsmittel für Soßen verwendet, sind eine gute Möglichkeit, Phytoöstrogene in Ihre Ernährung aufzunehmen.

Es wird angenommen, dass Phytoöstrogene bei Hitzewallungen helfen.[45] Sie sind jedoch schwächer als natürliches oder bioidentisches Östrogen.

Isoflavone, eine Art von Phytoöstrogen, sind als Nahrungsergänzungsmittel erhältlich, werden aber nicht für Frauen empfohlen, die Brustkrebs hatten, da es keine Beweise für ihre Sicherheit gibt.

Seien Sie nett zu Ihrem Darm

Häufig berichten mir Frauen in der Praxis, dass sie unter anhaltenden Blähungen, Krämpfen, Verstopfung oder Durchfall leiden. Nur wenige Frauen wissen, dass diese Symptome mit ihrer Menopause zusammenhängen können.

Wir wissen, dass Hormone bei allem eine Rolle spielen: von der Regulierung unseres Menstruationszyklus bis hin zu unserer Stimmung.

Unser Magen-Darm-System, das für die Verdauung und die Gewinnung lebenswichtiger Nährstoffe und Energie aus der Nahrung verantwortlich ist, bildet da keine Ausnahme. Der Hypothalamus, Teil unseres Gehirns, ist daran beteiligt, unser Magen-Darm-System (meist als Darm bezeichnet) unter Kontrolle zu halten. Der Hypothalamus enthält Östrogenrezeptoren. Wenn der Östrogenspiegel in den Wechseljahren schwankt, wirkt sich das auf die Darmfunktion aus, mit manchmal schmerzhaften Symptomen.

Wie kann ich meinen Darm unterstützen?

Ein schlecht funktionierender Darm kann Nährstoffe nicht gut aufnehmen. Daher sind die Speicher von Nährstoffen wie Kalzium und Magnesium in Gefahr, aufgebraucht zu werden.

KORRIGIEREN SIE IHREN HORMONMANGEL: Sprechen Sie mit einer Ärztin darüber, ob eine Hormonersatztherapie sinnvoll für Sie sein kann.

VERSORGEN SIE SICH MIT GUTEN BAKTERIEN: Präbiotische Lebensmittel wie Zwiebeln, Knoblauch, Spargel, Artischocken, Chicorée und Bananen fördern das Wachstum der »guten« Bakterien in Ihrem Darm. Gute Bakterien können das Immunsystem stärken und für mehr Energie und bessere Stimmung sorgen.

PROBIOTISCHE LEBENSMITTEL sind fermentierte Lebensmittel, die vor lebenden Bakterien und Hefen nur so strotzen. Sie helfen, das Gleichgewicht der Bakterien im Darm herzustellen. Beispiele für probiotische Lebensmittel sind Joghurt, Sauerkraut, Kimchi und Apfelessig. Wenn Sie eine Vorliebe für Süßes haben, können Sie Kombucha probieren, einen leicht sprudelnden fermentierten Tee. Er ist eine erfrischende Alternative, wenn Sie Lust auf ein kohlensäurehaltiges Getränk oder ein Glas Wein haben.

Lebensmittel, die Sie einschränken sollten

Stark verarbeitete Lebensmittel und Alkohol sollten Sie nur in Maßen zu sich nehmen.

STARK VERARBEITETE LEBENSMITTEL: Lebensmittel wie Fertiggerichte, Kuchen und Gebäck enthalten viel Zucker, Salz sowie gesättigte Fettsäuren und haben einen geringen Nährwert. Studien zeigen, dass der regelmäßige Verzehr stark verarbeiteter Lebensmittel mit einem erhöhten Risiko für Herz-Kreislauf-Erkrankungen und Gewichtszunahme verbunden ist. Ein gelegentlicher Genuss ist in Ordnung, aber wenn Sie regelmäßig diese Lebensmittel essen, sollten Sie Ihr Ernährungstagebuch (Seite 117) etwas erweitern: Wie haben Sie sich nach dem Verzehr dieser Lebensmittel gefühlt? Haben Sie bald darauf nach einem anderen Snack gegriffen?

ALKOHOL: Mit zunehmendem Alter reagiert der Körper empfindlicher auf Alkohol, weil er weniger Wasser zur Verfügung hat, um ihn zu verdünnen. Vielleicht hilft Ihnen Alkohol, sich nach einem hektischen Tag oder Moment zu entspannen. Aber auf lange Sicht wirkt er sich negativ auf Ihre Stimmung und Ihre mentale Gesundheit aus. Viele Frauen in den Wechseljahren stellen fest, dass Alkohol Hitzewallungen und Kopfschmerzen auslöst oder deren Schweregrad erhöht. Er kann auch die Schlafqualität beeinträchtigen.

Es gibt einen schmalen Grat zwischen einem »moderaten« Alkoholkonsum, der nicht mit erhöhten Gesundheitsrisiken verbunden ist, und einer übermäßigen Menge, die viele potenzielle Risiken birgt. Denken Sie daran, dass Maßhalten wichtig ist: Die Forschung zeigt, dass alles, was mehr als ein kleines Glas Wein (oder ein Bier oder ein Schnaps) pro Tag ist, als »exzessiv« bezeichnet werden kann. Der Konsum über diese Menge hinaus erhöht Ihr Risiko für viele Krebsarten, Herzkrankheiten, Lebererkrankungen, Osteoporose, Fettleibigkeit und Depressionen.

10 Wechseljahre durch Krebsbehandlung

Wenn bei Ihnen Krebs diagnostiziert wird, beginnt oft eine Zeit der Unsicherheit und der Veränderung. Eine Veränderung, die Sie in den ersten Tagen nach Ihrer Diagnose vielleicht nicht bedacht haben, ist eine frühe Menopause.

Wenn Sie eine gynäkologische Krebserkrankung hatten (Gebärmutter-, Eierstock-, Gebärmutterhals-, Vaginal- oder Vulvakrebs), können bestimmte Arten von Chemotherapie, Bestrahlung oder Operationen menopausale Symptome hervorrufen. Es gibt auch einige Arten von Medikamenten, die bei der Behandlung von Brustkrebs und anderen Östrogenrezeptor-positiven Krebsarten die Wirkung bestimmter Hormone blockieren, was oft Wechseljahresbeschwerden auslöst, während Sie die Medikamente einnehmen.

Ganz im Gegensatz zu den natürlichen Wechseljahren, die sich normalerweise über Monate und Jahre hinziehen, kann die Menopause aufgrund einer medizinischen Behandlung sehr plötzlich eintreten. Sarah (Seite 135) sagte so treffend: »Für mich war es keine Menopause, es war ein Meno-Stopp.«

Symptome wie Hitzewallungen, Scheidentrockenheit und Stimmungsschwankungen können neben der Krebsdiagnose und -behandlung zu bewältigen sein. Die gute Nachricht ist, dass es für die meisten Frauen sehr wirksame Möglichkeiten gibt, mit diesen Symptomen umzugehen, während sie mit Krebs leben, und ihre zukünftige Gesundheit nach der Krebserkrankung zu erhalten.

Um welche Krebsbehandlungen handelt es sich?

Bestimmte Krebsbehandlungen können die Funktion der Eierstöcke beeinträchtigen (entweder vorübergehend oder dauerhaft) und eine frühere Menopause herbeiführen.

Operationen

Dazu gehört eine Oophorektomie, bei der ein oder beide Eierstöcke entfernt werden. Bei einer Hysterektomie (Entfernung der Gebärmutter) können ebenfalls ein oder beide Eierstöcke entfernt werden. Selbst wenn bei einer Hysterektomie die Eierstöcke erhalten bleiben, kann sie zu einer früheren Menopause führen.

Chemotherapie

Neben der Zerstörung von Krebszellen kann eine Chemotherapie auch gesunde Zellen im Körper schädigen. Die Eizellen einer Frau reagieren sehr empfindlich auf bestimmte Arten von Chemotherapie. Sie kann zu einem Versagen der Eierstöcke und einer frühen Menopause führen. Das Risiko hängt von der Dosis, der Dauer und der Art der Chemotherapie ab. Die Wahrscheinlichkeit ist für Frauen höher, die bereits über eine reduzierte Eizellenreserve verfügen, wie zum Beispiel ältere Frauen.

Strahlentherapie im Bereich des Beckens

Während Chemotherapie meist im gesamten Körper wirkt, beschränkt sich die Strahlentherapie in der Regel auf einen bestimmten Bereich. Eine Strahlentherapie, die auf die Eierstöcke oder deren Umgebung wirkt, kann diese so stark schädigen, dass ihre Funktion beeinträchtigt wird. Hohe Dosen können einige oder alle Eizellen zerstören und dadurch Wechseljahresbeschwerden auslösen. Auch wenn die Strahlentherapie nicht direkt auf die Eierstöcke gerichtet ist, können die Strahlen absorbiert werden und die Eierstöcke schädigen.

Hormonbehandlungen bei Brustkrebs

Einige Brustkrebsarten sind bekannt als Hormonrezeptor-positive Krebsarten, sie werden in der Regel mit einer Hormontherapie behandelt. Ihre Funktionsweise ist komplizierter, als einfach nur ein Hormon im Körper zu blockieren. Verschiedene Medikamente wirken auf unterschiedliche Weise. Die Art der Hormontherapie, die Sie bekommen, hängt normalerweise von folgenden Faktoren ab:

- dem Stadium und dem Grad des Krebses
- dem Hormon, gegen das der Krebs empfindlich ist
- Ihrem Alter
- ob Sie in den Wechseljahren sind
- anderen Behandlungen, die Sie bereits erhalten

Die Hormontherapie wird normalerweise nach einer Operation und Chemotherapie begonnen. In einigen Fällen kann sie auch vor der Operation verabreicht werden, um den Tumor zu verkleinern. Den meisten Frauen wird empfohlen, die Hormontherapie nach einer Operation fünf Jahre oder länger einzunehmen.

HORMONTHERAPIEN:

- Tamoxifen: ein Hormonpräparat für Frauen, die einige Arten von Brust- und Gebärmutterkrebs hatten. Es wird täglich als Tablette oder Flüssigkeit eingenommen.
- Aromatasehemmer: Tabletten, die die Aromatase blockieren, eine Substanz, die dem Körper hilft, Östrogen nach der Menopause zu produzieren.
- Eierstockentfernung oder -unterdrückung: stoppt die Eierstöcke, sodass sie nicht mehr arbeiten

und kein Östrogen mehr produzieren. Die Entfernung der Eierstöcke erfolgt durch eine Operation oder eine Strahlentherapie. Sie unterdrückt dauerhaft Funktion der Eierstöcke und löst die Menopause aus. Zur Unterdrückung der Eierstockfunktion gehört in der Regel die monatliche Injektion eines Medikaments namens Goserelin. Ihre Periode bleibt während der Einnahme des Medikaments aus und sollte nach Abschluss der Behandlung wieder einsetzen. Wenn Sie sich jedoch dem Alter der natürlichen Menopause nähern (etwa 51), wird die Periode möglicherweise nicht wieder einsetzen.

Häufig gestellte Fragen

Nachfolgend finden Sie einige Fragen, die häufig von Frauen gestellt werden, die sich einer Krebsbehandlung unterziehen müssen.

Werde ich in die vorzeitige Menopause kommen?

Die Wahrscheinlichkeit hängt von Faktoren wie Ihrem Alter, der Art der Behandlung und Ihrer Familiengeschichte ab. In meiner Klinik und bei meiner Arbeit zur Sensibilisierung für die Wechseljahre habe ich mit vielen Frauen gesprochen, die Krebs hatten, von Teenagern bis zu Frauen in den 50ern – es gibt keine endgültige Antwort. Genau wie der Zeitpunkt der natürlichen Menopause ist auch hier jeder Fall einzigartig.

Wird meine Menopause vorübergehend oder dauerhaft sein?

Auch das hängt von Faktoren wie Ihrem Alter und der Art der Behandlung ab. Wenn Ihnen beide Eierstöcke oder die Gebärmutter entfernt wurden, kommen Sie unabhängig von Ihrem Alter sofort in die Menopause. Wenn einer der Eierstöcke nach einer Oophorektomie intakt bleibt (oder beide nach einer Hysterektomie), besteht die Möglichkeit, dass die Menopause innerhalb von fünf Jahren nach der Operation eintritt.

Die Menopause nach einer Strahlen- oder Chemotherapie im Beckenbereich kann vorübergehend oder dauerhaft sein. Das hängt normalerweise davon ab, wie nahe Sie dem Alter Ihrer natürlichen Menopause sind, von der Strahlendosis oder der Art der Medikamente. Auch die Unterdrückung der Eierstockfunktion kann vorübergehend oder dauerhaft sein, je nachdem, wie nahe Sie dem Alter der natürlichen Menopause sind.

Wenn Ihre Menopause vorübergehend ist, kann Ihre Periode mehrere Monate oder sogar einige Jahre aussetzen, bis sie wieder einsetzt.

Wird meine Fruchtbarkeit beeinträchtigt?

Auch wenn Sie sich über Ihre Fruchtbarkeit noch keine Gedanken oder Sorgen gemacht haben, sollten Sie mit einem Spezialisten darüber sprechen, wie sich Ihre Behandlung auf Ihre Fruchtbarkeit auswirken kann.

Ich spreche in meiner Praxis mit Frauen, für die ihre Krebserkrankung und deren Behandlung zu Recht oberste Priorität hat. Das Thema Fruchtbarkeit wurde nicht diskutiert, vielleicht weil sie noch recht jung sind oder weil sie zum Zeitpunkt der Diagnose noch keinen Partner haben, sodass sich die Frage nach einem Kinderwunsch nicht stellt. Möglicherweise möchten Sie in naher Zukunft oder überhaupt nie Kinder haben. Trotzdem ist es wichtig, dass Sie ein Gespräch mit einer Ärztin über Ihre individuellen Umstände, Ihr Alter und die Art Ihrer Behandlung führen.

Ich habe auch mit Frauen gesprochen, deren Lebensumstände sich geändert haben. Weil sie dieses Gespräch nie geführt hatten, mussten sie leider feststellen, dass es zu spät war, weil ihre Eierstöcke irreversibel geschädigt waren oder entfernt wurden.

Welche Wechseljahresbeschwerden sind zu erwarten?

Ihre Symptome werden denen einer natürlichen Menopause entsprechen, Sie können jedoch stärker ausgeprägt sein als bei anderen Frauen. Einige der häufigsten Symptome bei Frauen mit Krebs sind:

- Hitzewallungen
- Müdigkeit
- Gelenkschmerzen und Steifheit
- nächtliche Schweißausbrüche
- Stimmungsschwankungen
- Veränderungen der Periode
- Scheidentrockenheit, andere vaginale Symptome und Probleme beim Wasserlassen

Eine frühe Menopause kann auch zu einem höheren Risiko für Langzeiterkrankungen wie Osteoporose und Herz-Kreislauf-Erkrankungen führen.

Wechseljahresbeschwerden oder Nebenwirkungen?

Es kann schwierig sein, zwischen Behandlungsnebenwirkungen und Wechseljahresbeschwerden zu unterscheiden. Zum Beispiel leiden schätzungsweise neun von zehn Menschen unter krebsbedingter Müdigkeit aufgrund ihrer Behandlung oder der Krebserkrankung selbst.[46] Hitzewallungen, Gelenkschmerzen, Hirnnebel, Harnwegsinfekte und Scheidentrockenheit sind alles auch bekannte Nebenwirkungen der Krebsbehandlung. Hitzewallungen sind eine häufige Nebenwirkung der Chemotherapie. Scheidentrockenheit kann ein besonderes Problem für Frauen sein, die das Hormonpräparat Tamoxifen einnehmen (in der Regel hängt sie direkt mit den Wirkungen dieses Medikaments zusammen, das Östrogen blockiert).

Und dann sind da noch die psychologischen Auswirkungen der Krebsdiagnose und -behandlung. Jüngere Frauen mit früher Menopause sollten sich einer Knochendichtemessung unterziehen und einen FSH-Test durchführen lassen, um die Diagnose zu erleichtern. Außerdem ist es wichtig, dass Sie mit Ihrer Ärztin über körperliche oder psychische Probleme sprechen, und zwar so früh wie möglich.

Schreiben Sie Ihre Symptome genau auf, um sie mit Ihrem Arzt zu besprechen. Mit einem umfassenden Bild von der Art, Häufigkeit und Schwere der Symptome kann er die Behandlung besser planen.

Wo bekomme ich Hilfe?

In den britischen Leitlinien zur Menopause heißt es, dass Frauen, die als Folge einer medizinischen oder chirurgischen Behandlung in die Wechseljahre kommen, Unterstützung erhalten sollten. Sie sollten vor Behandlungsbeginn über die Wechseljahre informiert werden und idealerweise an eine Fachärztin überwiesen werden, die sich mit den Wechseljahren auskennt. Folgende Themen sollten im Gespräch behandelt werden:

- das Risiko einer frühen Menopause
- die mögliche Beeinträchtigung Ihrer Fruchtbarkeit
- häufige Wechseljahresbeschwerden
- längerfristige gesundheitliche Auswirkungen der Menopause
- Ratschläge zur Empfängnisverhütung

Leider ist dies nicht immer der Fall. Wenn Sie nicht die Informationen und Unterstützung erhalten, die Sie brauchen, bitten Sie um eine Überweisung an einen Spezialisten.

Gut vorbereitet zum Arztgespräch

Fünf wichtige Fragen, die Sie Ihrer Ärztin stellen sollten:

1. Wird meine Behandlung Wechseljahresbeschwerden auslösen?
2. Wenn ja, werden sie vorübergehend oder dauerhaft sein?
3. Wann werde ich an einen Spezialisten überwiesen, der sich mit den Wechseljahren auskennt?
4. Welche Behandlung kann ich in Anspruch nehmen, wenn meine Wechseljahresbeschwerden mein tägliches Leben beeinträchtigen?
5. Wie wird sich die Behandlung auf meine Fruchtbarkeit auswirken?

Behandlungsmöglichkeiten für Krebspatientinnen

Wenn Sie aufgrund Ihrer Krebsbehandlung in den Wechseljahren sind, sollten Sie nicht stillschweigend weiter leiden. Ihre Symptome können durchaus stärker sein als bei anderen Frauen, weil sie plötzlich auftreten, und auch für Sie gibt es Behandlungsmöglichkeiten. Sprechen Sie mit Ihrem Arzt, führen Sie Buch über Ihre Symptome und wenden Sie sich an einen Spezialisten für Wechseljahre, wenn Sie das Gefühl haben, dass Sie nicht ernst genommen werden.

Hormonersatztherapie

Mit einer HRT lassen sich die meisten Symptome innerhalb weniger Wochen beseitigen, allerdings kann es bei vaginalen Symptomen und Problemen beim Wasserlassen drei Monate bis ein Jahr dauern, bis sie sich legen. Die HRT trägt auch zum Schutz vor Osteoporose und Herz-Kreislauf-Erkrankungen bei, was besonders wichtig bei Frauen ist, die durch eine frühe Menopause gehen. Wenn Ihr Krebs nicht hormonabhängig ist, sollten Sie eine HRT durchführen können. Sprechen Sie mit einer Ärztin über Ihre individuelle Situation, damit Sie eine fundierte Entscheidung treffen können.

Wenn Sie eine HRT durchführen und sich Ihre Symptome nicht innerhalb weniger Monate bessern, sprechen Sie mit einem Arzt. Wenn Sie Ihre Wechseljahre in einem jüngeren Alter durchmachen, ist der Bedarf Ihres Körpers an Hormonen im Vergleich zu älteren Frauen höher. Möglicherweise ist Ihre HRT-Dosis zu niedrig. Viele junge Frauen brauchen eine zwei- oder sogar dreimal so hohe Dosis HRT, wie sie ältere Frauen durchschnittlich bekommen. Der Hormonspiegel ist in jüngeren Jahren niedriger, sodass die Dosierung oder Methode angepasst werden muss.

Wenn Sie eine hormonabhängige Krebserkrankung hatten, können Sie trotzdem eine HRT durchführen, denn es gibt keine qualitativ hochwertigen Beweise, dass Frauen durch die HRT ein schlechteres Ergebnis haben. Die Entscheidung zur Durchführung einer HRT müssen Sie dann individuell zusammen mit einem Spezialisten für die Menopause treffen. Es gibt zahlreiche Vorteile der HRT, und viele Frauen, die unter starken Symptomen leiden, nehmen die möglichen Risiken einer HRT in Kauf, um sich besser zu fühlen und künftig gesundheitliche Vorteile zu haben.

Andere Behandlungsmöglichkeiten

Es gibt einige alternative Medikamente, die Sie sich gegen die Wechseljahresbeschwerden verschreiben lassen können, wenn Sie keine HRT einnehmen können oder wollen.

Einige Frauen stellen fest, dass sich ihre Symptome durch das Absetzen oder Verändern der Hormonbehandlung ihrer Krebserkrankung bessern. Oft wird Frauen geraten, ihre Hormonbehandlung für etwa sechs Wochen zu unterbrechen, um festzustellen, ob ihre Wechseljahresbeschwerden eine Folge der Hormonbehandlung sind. Wenn Sie sich nach dieser Zeit besser fühlen, sprechen Sie mit Ihrer Ärztin darüber, die Behandlung ganz abzusetzen oder eine andere Hormonbehandlung zu wählen. Dazu gehören einige Arten von Antidepressiva, wie Citalopram oder

Venlafaxin, die Hitzewallungen lindern können, aber möglicherweise Nebenwirkungen wie Übelkeit haben.

Die kognitive Verhaltenstherapie (Seite 89) hilft nachweislich bei Stimmungsschwankungen im Zusammenhang mit der Menopause. Eine ausgewogene Ernährung und regelmäßige Bewegung sind ebenfalls wichtig.

TESTOSTERON reguliert nicht nur den Sexualtrieb, sondern wirkt sich oft auch auf die Stimmung, das Gedächtnis und die Konzentration aus. Nicht alle Frauen brauchen Testosteron. Sprechen Sie mit Ihrem Arzt, wenn Sie eine HRT durchführen und feststellen, dass sie allein nicht hilft. Testosteron wird in der Regel als Creme oder Gel verabreicht, gelegentlich auch als Implantat.

LOKAL ANGEWENDETES ÖSTROGEN in Form einer Creme, eines Gels, einer Vaginaltablette oder eines Rings, das in die Scheide eingeführt wird, kann die Symptome bei Scheidentrockenheit und beim Wasserlassen lindern. Diese Art der Anwendung von Östrogen ist nicht dasselbe wie die Einnahme einer Hormonersatztherapie und birgt daher auch nicht die gleichen Risiken. Lokales Östrogen kann von den meisten Frauen sicher und regelmäßig über einen langen Zeitraum angewendet werden. Das ist wichtig, weil die Symptome auch nach der Menopause auftreten können und oft wiederkehren, wenn man die Behandlung abbricht. Frauen, die in der Vergangenheit an einem Östrogenrezeptor-positiven Krebs erkrankt waren, können in der Regel weiterhin sicher vaginale Östrogene anwenden.

Eine weitere Möglichkeit zur Behandlung von Trockenheitssymptomen sind nichthormonelle vaginale Feuchtigkeitsmittel und Gleitmittel beim Sex. Diese Produkte sind rezeptfrei erhältlich und können entweder zusammen mit Hormonen oder allein angewendet werden. (Lesen Sie dazu das Kapitel »Vaginale Feuchtigkeits- und Gleitmittel«, Seite 40.)

Ihre Symptome sollten sich innerhalb weniger Wochen oder Monate der Behandlung bessern. Suchen Sie einen Arzt auf, wenn Ihre Symptome nicht besser werden, da sie auf andere Erkrankungen zurückzuführen sein könnten.

Sarah, 42

Sarah war 38, als bei ihr Gebärmutterhalskrebs diagnostiziert wurde. Die Diagnose war ein Schock: Ihr Sohn war erst neun Monate alt, es war Frühlingsanfang und sie war mit der Planung ihrer Hochzeit im Herbst beschäftigt. Sarah wurde eine 50-prozentige Chance gegeben, dass die Behandlung erfolgreich sein würde. Außerdem wurde ihr mitgeteilt, dass sie nach der Behandlung unfruchtbar sein würde und dass die Zeit dränge, sodass keine Zeit zum Einfrieren ihrer Eizellen bleibe. Sie konzentrierte sich darauf, positiv und so gesund wie möglich zu bleiben, um die zermürbende Chemo- und Strahlentherapie durchzustehen.

Glücklicherweise war die Behandlung erfolgreich, und Sarah erhielt die Ergebnisse im Monat nach ihrer Hochzeit. Bei ihrem ersten Nachsorgetermin, etwa einen Monat danach, fragte ihr Onkologe, wie sie sich fühle. Sarah hatte keine krebsartigen Symptome, aber ihre Gelenke taten weh – sogar ihre Finger – und sie vergaß mitten im Satz, was sie sagen wollte. »Ich fühlte mich, als wäre ich 70 Jahre alt«, erinnert sie sich.

Ihr Onkologe antwortete, dass das im Wesentlichen daran liege, dass ihr Körper jetzt 70 Jahre alt sei. Aufgrund ihrer Krebsbehandlung produzierte Sarahs Körper keine Sexualhormone mehr, und der Hormonmangel wirkte sich auf alles aus, von ihren Gelenken bis hin zu ihrem Gedächtnis. Für Sarah war es keine Menopause, sondern ein plötzlicher, scharfer Meno-Stopp. Sie hatte die Wechseljahre nicht durchgemacht – sie war sofort auf der anderen Seite.

Ihr Onkologe sagte ihr, sie müsse eine Hormonersatztherapie durchführen, ihre Gesundheit hänge davon ab, und er werde ihrem Hausarzt schreiben. Aber selbst mit dieser Empfehlung war Sarahs Hausarzt ängstlich und verschrieb ihr nur die niedrigste Dosis der HRT. Stattdessen wurden ihr Beratung und Antidepressiva angeboten. Sarah nahm bereits privat an einer Beratung teil und lehnte die Antidepressiva ab, da sie aus früherer Erfahrung wusste, dass sie ihr nicht bekamen.

Nachdem sie lange nachgedacht und nachgeforscht hatte, wurde Sarah klar, dass sie ihr Leben nicht so weiterführen konnte.

Sie versuchte gerade, eine neue Karriere zu beginnen, und anstatt einen positiven Eindruck zu machen, weinte sie viel, hatte überall Schmerzen, konnte sich nicht an Worte erinnern oder war ständig müde. Sie war noch keine 40 Jahre alt und nicht bereit, weiter so zu leben, auch wenn ihr Hausarzt sagte, sie müsse mit einigen Nebenwirkungen der Behandlung rechnen.

Sie musste um eine Überweisung zu einem HRT-Spezialisten kämpfen, und erst nach einem weiteren Brief ihres Onkologen wurde sie schließlich an einen Spezialisten in ihrem örtlichen Krankenhaus überwiesen. Untersuchungen ergaben, dass sie unter einer Malabsorption der HRT litt, da ihre Pflaster nicht gut klebten. Sie probierte alternative Formen und Dosierungen aus, und obwohl sich ihre Symptome verbesserten, hatte Sarah immer noch das Gefühl, dass sie nicht das Leben führte, das sie führen sollte. Sie fühlte sich von den unzähligen Informationen im Internet überfordert und hätte fast aufgegeben, aber dann vereinbarte sie einen Termin in meiner Praxis.

Wir änderten Sarahs HRT, indem wir ihre Östrogendosis erhöhten und außerdem Testosteron dazunahmen – ihre Symptome sind abgeklungen. Sie fühlt sich, als hätte sie ihr Leben zurück: Sie ist beruflich weitergekommen und kommt mit stressigen Herausforderungen bei der Arbeit klar, was vorher nicht möglich gewesen wäre.

Sarah ist der Meinung, dass Frauen in den Wechseljahren von Anfang an fachkundigen Rat erhalten sollten. Was ist ihr Rat an Frauen, die sich in der gleichen Situation befinden? »Wenn Sie das Gefühl haben, dass Ihnen nicht zugehört wird, holen Sie eine zweite Meinung ein und drängen Sie auf eine Überweisung zu einem Spezialisten. Machen Sie sich kundig und denken Sie daran, dass Sie selbst am besten wissen, wie Sie sich fühlen.«

11 Fragen an Ihre Ärztin

Wenn Sie mit Symptomen zu kämpfen haben, wird ein Termin bei Ihrem Arzt oder Ihrer Ärztin ein wichtiger Wendepunkt auf Ihrer Reise durch die Perimenopause oder Menopause sein. Bei diesem Termin sollten Sie eine Diagnose erhalten und die richtige Behandlung besprechen, um Ihre Symptome zu lindern und Ihre zukünftige Gesundheit zu erhalten.

Leider machen nicht alle Frauen positive Erfahrungen. Eine Umfrage aus dem Jahr 2020 von Mumsnet und Gransnet unter 1500 Frauen im Vereinigten Königreich ergab, dass viele Frauen Probleme damit haben, angemessene Hilfe von Hausärzten bei perimenopausalen und menopausalen Symptomen zu bekommen.[47] Ein Drittel der Befragten suchte wegen Symptomen in der Perimenopause Hilfe beim Hausarzt. 26 Prozent derjenigen, die wegen Wechseljahresbeschwerden Hilfe suchten, gaben an, sie hätten ihren Hausarzt dreimal oder öfter aufgesucht, bevor ihnen geeignete Medikamente oder Therapien verschrieben wurden.

Es gibt viele Fachleute im Gesundheitswesen, die sich der bestmöglichen Betreuung von Frauen widmen. Dennoch gibt es große Wissenslücken in Bezug auf die Perimenopause und die Menopause, und das nicht nur in der Gesellschaft im Allgemeinen. Auch Weiterbildungen für Ärzte zum Thema Wechseljahre sind Mangelware.

Der Mangel an Fachwissen ist problematisch

Wechseljahresbeschwerden werden traditionell von Gynäkologen behandelt. Weder während meiner Ausbildung an der medizinischen Fakultät noch während meiner Tätigkeit im Krankenhaus und in der allgemeinmedizinischen Praxis gab es Weiterbildungen zu den Wechseljahren. Das führt dazu, dass Frauen oft nicht die richtige Diagnose und die richtige Behandlung erhalten. In meiner Praxis treffe ich häufig Frauen, die zahlreiche Fachärzte konsultiert und sich (oft teuren) Untersuchungen unterzogen haben, zum Beispiel Computertomografie bei Migräne, Cardio-Scans bei Herzklopfen, Blasen-Scans bei Harninkontinenz und unnötige Blutuntersuchungen.

Eine meiner Patientinnen suchte mehr als ein Dutzend Mal in zwei Jahren wegen wechseljahresbedingter Gedächtnisprobleme nach Hilfe. Als sie dann zu mir kam, war sie überzeugt, dass sie an Demenz erkrankt sei, weil ihr Gedächtnis so schlecht war. Die Menopause war nie erwähnt worden und sie hatte nicht daran gedacht, den Ärzten von ihren Hitzewallungen zu erzählen, weil sie nicht wusste, dass diese beiden Symptome zusammenhängen. Keiner der Ärzte, die sie aufsuchte, fragte sie jemals nach ihrer Periode.

Ein weiteres Problem ist, dass viele Ärzte sich nicht auf die neuesten Erkenntnisse über die Behandlung der Menopause beziehen, einschließlich der HRT. Es gibt nach wie vor eine Zurückhaltung bei der Verschreibung von HRT aufgrund falsch dargestellter Ergebnisse von Studien und minderwertiger Forschung über die Risiken der HRT. Und dies, obwohl die aktuellen britischen Leitlinien zur Menopause besagen, dass für die Mehrheit der Frauen die Vorteile der HRT die Risiken überwiegen.

Es besteht die Gefahr, dass Frauen davon abgehalten werden, Hilfe zu suchen, was katastrophale Auswirkungen auf ihre aktuelle und künftige Gesundheit hat. Wie eine Frau, die an der Mumsnet-Gransnet-Umfrage teilnahm, sagte: »Ich habe das Gefühl, dass ich verrückt werde, aber ich habe nicht das Gefühl, dass sich ein weiterer Besuch beim Hausarzt lohnt, um das Problem zu lösen.« Ich bin der festen Überzeugung, dass sich keine Frau so fühlen sollte.

Neben einer besseren Aufklärung des medizinischen Personals über die Menopause müssen wir als Frauen auch Maßnahmen ergreifen, damit wir Arzttermine zu unserer Zufriedenheit wahrnehmen und die Hilfe bekommen, die wir brauchen und verdienen.

Nach der Lektüre dieses Buches sollten Sie über folgendes Wissen über die Perimenopause und die Menopause verfügen: Sie kennen die häufigsten Symptome, die verschiedenen Behandlungen und deren Nutzen und Risiken für Sie selbst. Vor allem aber kennen Sie Ihren eigenen Körper und sollten sich selbst – und Ihrer Ärztin – die entscheidende Frage stellen: Könnten meine Symptomen mit der Perimenopause oder der Menopause zusammenhängen?

In diesem Kapitel befassen wir uns mit dem wichtigen Arzttermin: Wie können Sie sich vorbereiten? Was sollten Sie besprechen? Ich habe Ihnen eine Checkliste mit den wichtigsten Fragen zusammengestellt. Und wie können Sie sicherstellen, dass Sie die beste Behandlung bekommen?

An wen kann ich mich wenden?

Ihre erste Anlaufstelle in Deutschland ist in der Regel Ihre Frauenärztin. Im Erstgespräch sollten Sie und Ihre Frauenärztin über Ihre Symptome und über Behandlungsmöglichkeiten und Unterstützung sprechen, damit Sie gemeinsam entscheiden können, was für Sie am besten ist.

Bei diesem Termin sollten Sie auch Folgendes besprechen oder Informationen erhalten, die Sie mit nach Hause nehmen können:[48]

- Phasen der Menopause, Symptome und Diagnose
- Vorteile und Risiken der verschiedenen Behandlungen, einschließlich der HRT, nichthormoneller Behandlungen und kognitiver Verhaltenstherapie (KVT)
- Lebensstiländerungen, die Ihnen helfen können
- Auswirkungen der Wechseljahre auf Ihre langfristige Gesundheit

Wie geht es weiter?

Drei Monate nach dem ersten Termin sollten Sie einen zweiten Termin zur Überprüfung Ihrer Behandlung vereinbaren. Dies kann dann in eine jährliche Überprüfung übergehen, wenn Sie zufrieden mit Ihren Symptomen und der Behandlung sind. Ich möchte Sie jedoch dringend bitten, einen Termin zu vereinbaren, wenn Sie sich Sorgen über Nebenwirkungen der Behandlung oder neue Symptome machen. Gehen Sie immer auch regelmäßig zu den Vorsorgeuntersuchungen, zum Beispiel Gebärmutterhalsabstrich oder Brustkrebs-Vorsorgeuntersuchung.

Wann brauche ich eine Überweisung zum Spezialisten?

Es gibt einige Fälle, in denen Sie an einen Spezialisten für Wechseljahre überwiesen werden müssen, zum Beispiel wenn Sie eine frühe Menopause haben, der Verdacht auf POI besteht oder wenn Ihre Symptome durch Krebs oder eine Operation ausgelöst wurden. Sie können auch später überwiesen werden, wenn eine Behandlung nicht anschlägt.

Tipps für einen erfolgreichen ersten Termin

Gehen Sie die folgende Checkliste durch, um den ersten Termin bei Ihrer Frauenärztin bestmöglich zu nutzen.

Welcher Arzt kennt sich am besten aus?

Wenn in Ihrer Frauenarztpraxis mehrere Ärzte arbeiten, fragen Sie schon bei der Terminvereinbarung, ob es eine Ärztin mit besonderem Interesse an den Wechseljahren gibt.

Gibt es viel zu besprechen?

Dann vereinbaren Sie einen Doppeltermin. Darauf werden Sie wahrscheinlich länger warten müssen, aber das kann sich lohnen. Das Gefühl, nicht unter Zeitdruck zu stehen, kann Ihnen helfen, sich zu entspannen. Ihre Ärztin wird Ihnen wahrscheinlich auch dankbar sein. Aus meiner Zeit als Hausärztin weiß ich, dass ein zehnminütiger Termin oft nicht genug Zeit bietet, um die Symptome durchzugehen, geschweige denn, eine detaillierte Anamnese zu erheben und dann mögliche Behandlungen zu besprechen. Es kann auch sein, dass Sie zwei separate Termine buchen müssen.

Bereiten Sie sich vor

Arzttermine sind in der Regel kurz, sie dauern oft nur zehn Minuten. Bei so wenig Zeit kann man leicht nervös werden und das Gefühl haben, dass einem nicht zugehört wird. Aus diesem Grund ist gute Vorbereitung wichtig. Schreiben Sie eine Liste mit den Symptomen, die Sie am meisten stören. Hilfreich dazu ist der Symptombogen (Seite 15). Sie können ihn auch von meiner Website herunterladen oder mit der kostenlosen Balance-App erstellen und ausdrucken. Die Adressen finden Sie im Serviceteil (Seite 156). Bringen Sie diese Liste zu Ihrem Termin mit.

Nehmen Sie sich vor Ihrem Termin (idealerweise am Vortag) etwas Zeit, um sich die Liste noch einmal durchzulesen: Welche Symptome bereiten Ihnen am meisten Unbehagen oder Sorgen? Setzen Sie sie an den Anfang der Liste oder markieren Sie sie, damit Sie sich darauf konzentrieren können.

Denken Sie daran, dass bei den meisten Frauen die Diagnose aufgrund ihres Alters und ihrer Symptome gestellt wird. Eine umfassende Liste wird Ihrem Arzt helfen, die richtige Diagnose zu stellen. Gemeinsam können Sie sich dann mehr Zeit nehmen, um die Behandlungsmöglichkeiten zu besprechen.

Sprechen Sie offen über alle Ihre Symptome

Ich weiß, dass es schwierig ist, über Ihre schwindende Libido, Scheidentrockenheit oder Stimmungsschwankungen zu sprechen. Das kann entmutigend sein, aber es ist sehr wichtig, offen über alle Ihre Symptome zu sprechen, damit Sie und Ihr Arzt die für Sie beste Behandlung finden können. Bitte schämen Sie sich nicht. Wir Ärzte sind gut ausgebildet, sehr erfahren und wollen Ihnen helfen. Atmen Sie tief durch und versuchen Sie es!

Machen Sie sich Notizen und stellen Sie Fragen

Vergewissern Sie sich, dass Sie alles richtig verstanden haben, bevor Sie den Raum verlassen. Wir Ärzte wissen: Je genauer ein Patient über seine Diagnose und Behandlung Bescheid weiß, desto besser. Fragen Sie, ob es Broschüren gibt, die Sie mitnehmen können, oder machen Sie sich Notizen auf einem Notizblock oder auf Ihrem Handy. Dies ist besonders hilfreich, wenn Sie unter Hirnnebel leiden.

Unzufrieden? Bitten Sie um eine zweite Meinung!

Wenn Ihr Termin gut gelaufen ist, ist das prima. Aber wenn es nicht ganz so gelaufen ist, wie Sie es sich vorgestellt haben, scheuen Sie sich nicht, die Schlussfolgerungen oder Behandlungsentscheidungen zu hinterfragen. Es ist wichtig, dass die Diskussion in beide Richtungen geht. Eine Hormonersatztherapie ist nicht immer für jede Frau als erste Wahl geeignet.

Aber wenn Sie das Gefühl haben, dass Sie von einer HRT profitieren würden, und Ihre Ärztin sich weigert, sie zu verschreiben, fragen Sie, ob diese Entscheidung in Übereinstimmung mit den aktuellen Leitlinien zur Menopause getroffen wird. Gleiches gilt, wenn Sie Antidepressiva verschrieben bekommen. Überprüfen Sie die Gründe für diese Entscheidung.

Wenn es sich um ein durch die Wechseljahre bedingtes Stimmungstief handelt, wird dies im Vereinigten Königreich offiziell nicht empfohlen. Bedenken Sie aber, dass es auch andere Gründe gibt, warum Antidepressiva verschrieben werden, zum Beispiel zur Behandlung von Hitzewallungen bei Frauen, die keine Hormonersatztherapie durchführen können, oder bei klinischen Depressionen.

Sie können jederzeit eine zweite Meinung einholen, indem Sie um eine Überweisung an eine spezialisierte Klinik oder Praxis für Wechseljahre bitten.

Susan, 51

Susan ist Marketingdirektorin und erfreute sich immer guter Gesundheit. Vor etwa fünf Jahren traten bei ihr eine Reihe von Symptomen auf, von denen sie heute weiß, dass sie auf die Perimenopause zurückzuführen sind: ein Engegefühl in der Brust, schmerzende Gelenke, Kribbeln in den Fingern und Zehen sowie ein brennendes Gefühl in den Handflächen und Fußsohlen. Außerdem hatte sie das Gefühl, dass Tierchen über ihre Haut krabbeln. Die Symptome kamen und gingen, aber sie traten immer häufiger auf.

Susan machte einen Termin bei ihrem Arzt. Er diagnostizierte sofort, dass ihre Symptome stressbedingt waren, und sie ging mit einem Inhalator gegen das Engegefühl in ihrer Brust und Antidepressiva, die sie ablehnte, nach Hause. Sie sagt, sie habe sich entkräftet gefühlt und der Termin sei reine Zeitverschwendung gewesen. Ihre Symptome blieben und neue kamen hinzu. Sie wurde vergesslich, schlief schlecht und litt unter Hitzewallungen.

Etwa ein Jahr nach ihrem ersten Termin vereinbarte Susan einen neuen Termin bei einem anderen Arzt in ihrer Hausarztpraxis. Diesmal war der Arzt verständnisvoller. Etwa zwanzig Jahre zuvor war Susan wegen einer Entzündung des Sehnervs, was ein Anzeichen für Multiple Sklerose (MS) sein kann, an einen Neurologen überwiesen worden. Glücklicherweise konnte MS ausgeschlossen werden und Susan wurde wieder ganz gesund. Aufgrund ihrer Vorgeschichte und ihrer aktuellen Symptome überwies der Arzt sie erneut an einen Neurologen. Der Neurologe konnte keine Ursache finden, und Susans Arzt schlug vor, dass sie Antidepressiva probieren sollte. Das lehnte Susan ab, denn sie glaubte nicht, dass sie depressiv war.

Nicht lange danach sah Susan zufällig eine Fernsehsendung über die Wechseljahre und beschreibt dies als einen Moment der Erleuchtung. Sie erkannte, dass ihre Symptome durch die Perimenopause bedingt waren, weil sie immer noch ihre Periode hatte. Sie stellte ihre Ernährung um, versuchte, mehr Sport zu treiben, und nahm Nahrungsergänzungsmittel. Nichts schien zu helfen. Susan war kurz davor, ihren Job zu kündigen, mied Familie und Freunde und sagte, sie fühle sich, als sei alle Freude aus ihrem Leben verschwunden.

Zufällig hatte sie beruflich einen Termin für einen jährlichen Gesundheitscheck. Dort brach sie zusammen und erzählte dem Arzt, wie furchtbar sie sich fühle. Der Arzt bestätigte, dass sie in der Perimenopause war, und sagte, sie solle mit jemandem über die Möglichkeit einer HRT sprechen. Susan rief in ihrer Hausarztpraxis an, aber man sagte ihr, dass die Praxis die Verschreibung von HRT nicht unterstütze.

Daraufhin wandte sie sich an meine Praxis, um einen Termin zu vereinbaren. Ich verschrieb ihr Östrogengel und eine Tablette mit mikronisiertem Progesteron, und Susan erhielt ein ausführliches Schreiben, das sie ihrem Hausarzt vorlegen sollte, damit ihre Krankenakte auf dem neuesten Stand war. Bei ihrem nächsten Termin beim Hausarzt wurde ihr leider wieder gesagt, ihre Symptome seien wahrscheinlich auf Angstzustände oder Depressionen zurückzuführen. Ihr Hausarzt sprach über die Risiken der Hormonersatztherapie und versprach, ihr ein Rezept dafür auszustellen, nachdem Susan Antidepressiva ausprobiert habe.

Dies war ein falscher Rat. Deshalb machte Susan einen Termin mit einem anderen Arzt in derselben Praxis aus. Er war überzeugt, dass eine HRT die beste Behandlung für sie ist. Susan hat die Behandlung fortgesetzt und fühlt sich jetzt viel besser. Sie ist froh, dass sie einen anderen Arzt gefunden hat, der ihr zugehört und sie verstanden hat.

Zehn wichtige Fragen an Ihre Ärztin

Die folgenden Fragen helfen Ihnen und Ihrer Ärztin, eine auf Sie zugeschnittene Beratung und Behandlung zu bekommen. Es gibt keine Lösung, die für alle passt. Deshalb ist es wichtig, dass wir Frauen von Anfang an in die Entscheidungen über unsere Behandlung einbezogen werden.

Die britischen Leitlinien des National Institute for Health and Care Excellence (NICE) zur Menopause gelten speziell für das Vereinigte Königreich, aber sie enthalten einige nützliche Schlüsselfragen, die Sie Ihrem Arzt bei Ihrem ersten Termin stellen können, unabhängig davon, wo Sie leben.[49] Hier sind zehn Fragen, die Sie stellen sollten, um sicherzustellen, dass Sie eine angemessene, individuelle Betreuung erhalten.

1. Wie diagnostizieren Sie meine Perimenopause oder Menopause?
2. Können Sie eine Diagnose stellen, wenn ich eine Hormonbehandlung (zum Beispiel die Antibabypille) einnehme?
3. Welche Behandlungsformen sind für meine Symptome geeignet?
4. Was sind die Vorteile und Risiken der verschiedenen Behandlungen?
5. Warum empfehlen Sie mir eine Hormonersatztherapie (HRT)?
6. Welche anderen Behandlungsmöglichkeiten gibt es, wenn ich keine HRT durchführen möchte oder aus medizinischen Gründen nicht kann?
7. Wie schnell werden sich meine Symptome vermutlich bessern?
8. Hat die Einnahme einer HRT irgendwelche langfristigen Auswirkungen?
9. Gibt es in meiner Nähe Fachleute, die mir helfen können?
10. Würden Sie mir Änderungen in meiner Lebensweise empfehlen, um meine Wechseljahresbeschwerden zu lindern?

Schlusswort

Ich hoffe, die Informationen und Ratschläge in diesem Buch haben Ihnen das Wissen und das Selbstvertrauen vermittelt, Ihre Gesundheit selbst in die Hand zu nehmen – egal, ob Sie sich in den Anfängen der Perimenopause befinden oder das Ende der Menopause bereits erreicht haben.

Die Frauen, deren Geschichten ich hier erzählt habe, hatten alle mit Rückschlägen zu kämpfen bei dem Bemühen, eine Diagnose und die richtige Behandlung zu erhalten. Zum Glück fanden sie Unterstützung, ihre Symptome konnten gelindert werden und sie erhielten die richtige Behandlung, was ihr Leben verändert hat. Ich erlebe solche Wandlungen jeden Tag in meiner Praxis. Frauen, die kurz davorstanden, ihren Job zu kündigen oder ihre Beziehung zu beenden, gewannen innerhalb weniger Monate ihr Selbstvertrauen und ihre Lebensfreude zurück.

Mit der richtigen Behandlung und einem ganzheitlichen Ansatz für Gesundheit und Wohlbefinden müssen die Wechseljahre nicht etwas sein, das man ertragen muss – sie können eine angenehme Zeit des Lebens sein. Im Folgenden finden Sie vier Tipps für gesunde, glückliche Wechseljahre:

SUCHEN SIE SICH HILFE: Wir müssen die Tage, in denen wir uns schweigend abmühen, hinter uns lassen. Suchen Sie bitte einen Arzt auf, wenn Sie sich in Ihrem Alltag beeinträchtigt fühlen – unabhängig von Ihrem Alter oder Ihren Symptomen. Warten Sie nicht, bis Ihre Symptome unerträglich werden.

SIE SIND DIE EXPERTIN: Wenn Sie sich »nicht gut fühlen«, sagen Sie es. Nutzen Sie die Ihnen zur Verfügung stehenden Hilfsmittel, zum Beispiel das Symptomblatt für die Menopause auf meiner Website, in der Balance-App (Adressen im Serviceteil, Seite 156), den Symptombogen (Seite 15) oder verwenden Sie ganz altmodisch Stift und Papier. Notieren Sie die Art und den Schweregrad Ihrer Symptome. Nehmen Sie Ihre Liste zu allen Arztterminen mit und lesen Sie sie auch nach Beginn der Behandlung durch, um sicherzustellen, dass Sie die bestmöglichen Ergebnisse erzielen.

NICHT NUR MEDIKAMENTE: Nutzen Sie diese Zeit in Ihrem Leben, um über Ihre allgemeine Gesundheit und Ihr Wohlbefinden nachzudenken. Die Hormonersatztherapie (HRT) bleibt die Standardbehandlung bei Hormonmangel, aber eine gesunde Ernährung und regelmäßige Bewegung sind für alle Frauen wichtig, unabhängig davon, ob sie eine HRT durchführen oder nicht. Dies wird nicht nur dazu beitragen, dass Sie sich kurzfristig besser fühlen, sondern kann auch vor langfristigen Gesundheitsrisiken wie Osteoporose und Herz-Kreislauf-Erkrankungen schützen. Und vernachlässigen Sie Ihre geistige Gesundheit nicht. Planen Sie regelmäßige Auszeiten ein, um Dinge zu tun, die Ihnen Spaß machen und die Ihr Selbstwertgefühl stärken.

SPRECHEN SIE MIT ANDEREN: Langsam, aber sicher wird es in der Gesellschaft leichter, offen über die Wechseljahre zu sprechen. Bekannte Persönlichkeiten, zum Beispiel die britischen Fernsehmoderatorinnen Lorraine Kelly und Davina McCall sowie die Wellness-Expertin Liz Earle, haben offen über ihre Erfahrungen mit den Wechseljahren gesprochen. Dank dieser Aktivistinnen wird die Menopause im Schulunterricht in Großbritannien besprochen, was einen großen Schritt nach vorn bedeutet. Wir alle können zur Sensibilisierung beitragen: am Arbeitsplatz, im Freundeskreis oder am Abendbrottisch.

Ein Blick auf die Zeit nach den Wechseljahren

Die Postmenopause beginnt zwölf Monate nach Ihrer letzten Periode. Studien zeigen, dass etwa 80 Prozent der Frauen im Alter von 54 Jahren in die Postmenopause kommen.[50] Das kann natürlich variieren, also beobachten Sie Ihre Wechseljahresbeschwerden. Vielleicht stellen Sie fest, dass die Symptome mit der Zeit abklingen und Energieniveau und Libido zurückkehren.

Allerdings können Probleme wie Scheidentrockenheit langfristig bestehen bleiben, sodass es wichtig ist, die Behandlungen fortzusetzen. Es gibt sowohl hormonelle als auch nichthormonelle Behandlungen. Lesen Sie hierzu das Kapitel »Tabu-Symptome« (Seite 37) zur Erinnerung.

Denken Sie daran: Sie können die HRT so lange anwenden, wie der Nutzen die Risiken überwiegt. Wenn Sie eine HRT oder eine andere Behandlung fortsetzen, sollten Sie jährlich zur Kontrolle gehen. Und denken Sie daran, dass bei einer frühen Menopause oder POI empfohlen wird, die Hormone mindestens bis zum Alter von 51 Jahren, dem natürlichen Beginn der Menopause, einzunehmen.

Danksagung

Meine Mission, die Gesundheit von Frauen weltweit zu verbessern, ist eine große Aufgabe, aber ich bin ein entschlossener Mensch und gebe nicht so leicht auf. Allerdings würde ich nichts erreichen ohne die enorme Hilfe und Unterstützung so vieler Menschen. In den letzten Jahren erhielt ich viele negative und feindselige Kommentare in den Medien, von Arbeitskollegen und auch von Frauen. Diese Kommentare ließen mich oft an meinen Fähigkeiten und meinem Lebensziel zweifeln.

Der erste Mensch, dem ich danken möchte, ist mein langjähriger Ehemann Paul. In den letzten 32 Jahren hat er mich uneingeschränkt ermutigt und meine Arbeit unterstützt. Er hat immer ein offenes Ohr für meinen Frust und überzeugte mich, auch dann weiterzumachen, als ich meine Arbeit aufgeben wollte.

Meine drei Kinder Jess, Sophie und Lucy haben mir immer zugehört, wenn ich unermüdlich über die Wechseljahre sprach. Sie alle ermutigen mich weiterhin sehr in meiner Arbeit; dafür bin ich sehr dankbar. Meine Mutter hat immer dafür gesorgt, dass ich mein Bestes gebe, und sie ist eine der weltweit größten Befürworter der HRT. Sie hat darüber in einem meiner Podcasts gesprochen und tritt auch als drei verschiedene »Patientinnen« in dem von uns entwickelten Aufklärungsprogramm zur Menopause auf! Sarah, John und Kay haben mich ermutigt, durchzuhalten und meine Arbeit fortzusetzen. Ich hoffe, dass mein Vater, der starb, als ich noch jung war, stolz auf dieses Buch wäre, und ich danke ihm, dass er immer noch da ist, um mich zu leiten.

Ich bin Dr. Rebecca Lewis sehr dankbar dafür, dass sie meine Fürsprecherin und auch enge Freundin ist. Sie ist oft die Stimme der Vernunft und gibt mir viel innere Stärke und Zuversicht. Andere Ärzte haben mir geholfen, indem sie das Menopause-Bildungsprogramm für medizinische Fachkräfte mitentwickelt und auch Ratschläge gegeben haben, darunter Sarah Ball und Alice Duy sowie die anderen Ärzte und Mitarbeiter, die mit mir in meiner Menopause-Praxis arbeiten.

Ich bin dankbar für das Mentoring, das ich aus den USA von Avrum Bluming, Philip Sarrel und James Simon erhalte, die viel Wissen und Erfahrung haben, die sie ständig mit mir teilen.

Außerdem möchte ich Jane und Chris Oglesby danken, die mich mit viel Zeit unterstützt und ermutigt und die Entwicklung der Balance-App so großzügig finanziert haben.

Ein Großteil meiner Medienarbeit wurde von sehr inspirierenden Frauen unterstützt, darunter Liz Earle, Lorraine Kelly, Davina McCall und Kate Muir; ich bin sehr dankbar für all ihre Ermutigung.

Einer meiner größten Mentoren ist Professor Matthew Cripps, der unerschütterlich an meine Arbeit glaubt und mir viel darüber beigebracht hat, wie man Menschen, die sich nicht ändern lassen wollen, ändert. Dieses Buch wird hoffentlich einigen von ihnen helfen.

Ich möchte mich auch bei Stacy Tuohy, Jackie Quinn, Kate Parr, Linda Daly, Abigail Moran, Sarah Kent, Lucy Chatwin, Gaele Lalahy, Katrina Palmer, Sarah Baker, Alice Sievier, Lauren Lunn Farrow, Andrew Humphries, James Critchlow, Marcus Daly, Laura Harper, Zoe Hodson, Jane und Chris Oglesby und Vanessa Barnes bedanken, die mich auf unterschiedliche Art und Weise kennen; ohne sie alle wäre ich verloren.

Meine Arbeit wäre jedoch nicht möglich ohne alle meine Patientinnen und die Frauen, die mit mir über Social Media in Verbindung stehen. Von ihnen lerne ich jeden Tag. Ihnen allen möchte danken, dass sie mich dazu motivieren, weiter hart zu arbeiten, um ihr Wissen zu erweitern und ihr Leid zukünftig zu verringern.

Schließlich möchte ich Kat Keogh öffentlich danken, die Lektorin dieses Buches ist und deren Wissen, Geduld und Professionalität hervorragend und außergewöhnlich waren. Mein Dank geht auch an das Team von Penguin, das die Arbeit an diesem Buch so angenehm und lohnend gemacht hat.

Quellenangaben

Die Websites wurden zwischen dem 20.6. und 27.6.2022 aufgerufen.

1 Faculty of Sexual and Reproductive Healthcare (2017, amended 2019), ›FSRH Clinical Guideline: Contraception for women aged over 40 years‹, https://www.fsrh.org/standards-and-guidance/documents/fsrh-guidance-contraception-for-women-aged-over-40-years-2017

2 Office for National Statistics (2019), ›Birth characteristics in England and Wales: 2017‹, https://www.ons.gov.uk/peoplepopulationandcommunity/birthsdeathsandmarriages/livebirths/bulletins/birthcharacteristicsinenglandandwales/2017

3 Family Planning Association/FPA (2015), ›Your guide to male and female sterilisation‹, https://www.fpa.org.uk/download/your-guide-to-male-and-female-sterilisation-print-enabled

4 Women's Health Concern (2015), 'The Menopause', https://www.womens-health-concern.org/help-and-advice/factsheets/menopause

5 World Health Organization and Lifting the Burden (2011), ›Atlas of headache disorder and resources in the world 2011‹, http://www.who.int/mental_health/management/who_ atlas_headache_disorders.pdf

6 S. R. Davis, C. Castelo-Branco, P. Chedraui et al. (2012), ›Understanding weight gain at menopause‹, Climacteric, 15 (5), pp.419–29

7 Z. Hodson, L. Beveridge (2020), Newson Health: Changing body shape during menopause (booklet), https://www.menopausedoctor.co.uk/media/files/Booklets-with-copyright/Changing-Body-Shape-During-the-Menopause.pdf

8 U. Seeland, F. Coluzzi, M. Simmaco, C. Mura, P. E. Bourne et al. (2020), ›Evidence for treatment with estradiol for women with SARS-CoV-2 infection‹, BMC Medicine, doi: 10.1186/s12916–020–01851-z

9 National Institute for Health and Care Excellence (NICE) (2020), 'COVID-19 rapid guideline: Managing the long-term effects of COVID-19', https://www.nice.org.uk/guidance/NG188

10 N. Nabavi, ›Long covid: How to define it and how to manage it‹ (2020), British Medical Journal, https://www.bmj.com/content/370/bmj.m3489; C. H. Sudre, B. Murray, T. Varsavsky, M. S. Graham, R. S. Penfold, R. C. Bowyer et al. (2020), ›Attributes and predictors of Long-CO-

VID: Analysis of COVID cases and their symptoms collected by the Covid Symptoms Study App‹, doi.org/10.1101/2020.10.19.20214494
11 North American Menopause Society (2020), ›How Important Is Sex to Women as They Age?‹, https://www.menopause.org/docs/default-source/press-release/sex-importance-to-women-during-midlife-9–22–20.pdf
12 NICE (2015), Menopause: Diagnosis and management, NICE guideline NG23, https://www.nice.org.uk/guidance/NG23
13 G. P. Cumming, H. Currie, E. Morris et al. (2015), ›The need to do better – are we still letting our patients down and at what cost?‹, Post Reproductive Health, 21 (2), pp.56–62
14 British Menopause Society (2019), ›Bioidentical HRT‹, BMS consensus statement, thebms.org.uk/publications/consensus-statements/bioidentical-hrt
15 L. Newson, J. Rymer (2019), ›The dangers of compounded bioidentical hormone therapy‹, British Journal of General Practice, 69 (888), pp.540–41
16 NICE (2015), Menopause: Diagnosis and management
17 K. Maclaran, J. C. Stevenson (2012), ›Primary prevention of cardiovascular disease with HRT‹, Women's Health, 8, pp.63–74
18 NICE (2015), Menopause: Diagnosis and management
19 Women's Health Initiative (2019), ›Hormone therapy trials‹, https://www.whi.org/about/SitePages/HT.aspx
20 Collaborative Group on Hormonal Factors in Breast Cancer (2019), ›Type and timing of menopausal hormone therapy and breast cancer risk: Individual participant meta-analysis of the worldwide epidemiological evidence‹, The Lancet, 394 (10204), pp.1159–68
21 R. T. Chlebowski, G. L. Anderson, A. K. Aragaki et al. (2020), ›Association of Menopausal Hormone Therapy with Breast Cancer Incidence and Mortality During Long-term Follow-up of the Women's Health Initiative Randomized Clinical Trials‹, Journal of the American Medical Association, 324(4), pp. 369–80, doi:10.1001/jama.2020.9482
22 NICE (2015), Menopause: Diagnosis and management
23 Ebd.
24 Ebd.

25 Daisy Network, ›What is POI?‹, https://www.daisynetwork.org/about-poi/what-is-poi
26 J. C. Gallagher (2007), ›Effect of early menopause on bone mineral density and fractures‹, Menopause, 14 (3 Pt 2), pp. 567–71
27 D. Zhu et al. (2019), ›Age at natural menopause and risk of incident cardiovascular disease: A pooled analysis of individual patient data‹, The Lancet Public Health, 4, pp. 553–64
28 NICE (2015), Menopause: Diagnosis and management, https://www.nice.org.uk/guidance/NG23
29 Office for National Statistics (2019), ›Suicides in England and Wales: 2019 registrations‹, https://www.ons.gov.uk/peoplepopulationandcommunity/birthsdeathsandmarriages/deaths/bulletins/suicidesintheunitedkingdom/2019registrations
30 M. Leonhardt (2019), ›Low mood and depressive symptoms during perimenopause – should general practitioners prescribe hormone replacement therapy or antidepressants as the first-line treatment?‹, Post Reproductive Health, 25 (3), pp. 124–30
31 NICE (2015), Menopause: Diagnosis and management, https://www.nice.org.uk/guidance/NG23
32 Ebd.
33 C. M. van Driel, A. Stuursma, M. J. Schrovers et al. (2019), ›Mindfulness, cognitive behavioural and behaviour-based therapy for natural and treatment-induced menopausal symptoms: A systematic review and meta-analysis‹, BJOG, 126, pp. 330–39
34 R. Sood, C. L. Kuhle, E. Kapoor, J. M. Thielen, K. S. Frohmader, K. C. Mara, S. S. Faubion (2019), ›Association of mindfulness and stress with menopausal symptoms in midlife women‹, Climacteric, 22 (4), pp.377–82
35 F. C. Baker, M. de Zambotti, I. M. Colrain et al. (2018), ›Sleep problems during the menopausal transition: Prevalence, impact, and management challenges‹, Nature and Science of Sleep, 10, pp. 73–95
36 NICE (2020), ›Insomnia: Summary‹, cks.nice.org.uk/topics/insomnia/#!backgroundSub
37 M. Ohayon, E. Wickwire, M. Hirshkowitz et al. (2017), ›National Sleep Foundation's sleep quality recommendations: First report‹, Sleep Health, 3 (1), pp. 6–19

38 P. Polo-Kantola, R. Erkkola, K. Irjala, S. Pullinen, I. Virtanen, O. Polo (1999), ›Effect of short-term transdermal estrogen replacement therapy on sleep: A randomized, double-blind crossover trial in postmenopausal women‹, Fertility and Sterility, 171, pp. 873–80
39 Christopher M. Depner et al. (2019), ›Ad libitum weekend recovery sleep fails to prevent metabolic dysregulation during a repeating pattern of insufficient sleep and weekend recovery sleep‹, Current Biology, 29 (6), pp. 957–67
40 The Sleep Council, ›Sleep Advice for Shift Workers‹, sleepcouncil.org.uk/advice-support/sleep-advice/common-sleep-scenarios/sleep-advice-for-shift-workers
41 Health and Safety Executive, ›Hints and tips for shift- workers‹, https://www.hse.gov.uk/humanfactors/topics/shift-workers.htm
42 NHS (2018), ›Physical activity guides for adults‹, https://www.nhs.uk/live-well/exercise
43 Public Health England (2016), ›Government recommendations for energy and nutrients for males and females aged 1–18 years and 19+ years‹, assets.publishing.service.gov.uk/ government/uploads/system/uploads/attachment_data/file/618167/government_dietary_recommendations.pdf
44 Scientific Advisory Committee on Nutrition (2016), ›Vitamin D and Health‹, assets.publishing.service.gov.uk/government/uploads/system/uploads/attachment_data/file/537616/SACN_Vitamin_D_and_Health_report.pdf
45 M. N. Chen, C. C. Lin, C. F. Liu (2015), ›Efficacy of phytoestrogens for menopausal symptoms: A meta-analysis and systematic review‹, Climacteric, 18 (2), pp. 260–69
46 Macmillan Cancer Support (2018), ›Tiredness (fatigue)‹, https://www.macmillan.org.uk/cancer-information-and-support/impacts-of-cancer/tiredness
47 Mumsnet (2020), ›Women are struggling to get appropriate help from GPs for perimenopause and menopause symptoms‹, https://www.mumsnet.com/campaigns/gps-and-menopause-survey
48 NICE (2015), Menopause: Diagnosis and management, https://www.nice.org.uk/guidance/NG23

49 NICE (2015), ›Questions to ask about the menopause‹, in Menopause: Diagnosis and management, information for the public, https://www.nice.org.uk/guidance/ng23/ifp/chapter/questions-to-ask-about-menopause
50 Women's Health Concern (2017), ›HRT‹, https://www.womens-health-concern.org/help-and-advice/factsheets/hrt

Empfehlungen von Dr. med. Louise Newson

Alle Websites wurden am 24. und 27.6.2022 aufgerufen.

Allgemeine Informationen über die Perimenopause und die Menopause

My Menopause Doctor, http://www.menopausedoctor.co.uk

The Menopause Charity, www.themenopausecharity.org

Balance App, https://www.balance-app.com

British Menopause Society, https://thebms.org.uk

International Menopause Society, https://www.imsociety.org

Menopause Support, https://www.menopausesupport.co.uk

North American Menopause Society, https://www.menopause.org

Canadian Menopause Society, https://www.sigmamenopause.com

Leitlinien zur Menopause

National Institute for Health and Care Excellence (NICE), https://www.nice.org.uk/guidance/ng23

Menopause: Diagnose und Behandlung

NICE, Pre-mature menopause (premature ovarian insufficiency), www.nice.org.uk/guidance/ng23/ifp/chapter/Premature-menopause-premature-ovarian-insufficiency

IMS recommendations on women's midlife health and meno-pause hormone therapy, https://www.imsociety.org/publications-and-resources

Weitere Literatur und Quellen

Menopause bei jüngeren Frauen

Daisy Network, A charity for women with POI, https://www.daisynetwork.org.

Teenage Cancer Trust, speziell für Teenager, https://www.teenagecancertrust.org

Trekstock, für junge Erwachsene mit Krebs, https://www.trekstock.com

Informationen zu Gesundheit und Wohlbefinden

Royal Osteoporosis Society, Training für die Knochen, theros.org.uk/information-and-support/bone-health/exercise-for-bones

Emma Ellice-Flint nutrition, Food secrets for a balanced life, https://www.emmasnutrition.com

Dinah Simon, yoga and Pilates teacher, founder of Menopause Pilates, https://www.facebook.com/menopausepilates

Dr Sally Norton, consultant surgeon and weight-loss expert, https://www.drsallynorton.com

Living Your Yoga, Yoga resources and classes from yoga teacher Lucy Holtom, https://www.livingyouryoga.co.uk

Menopause Yoga, Website of yoga teacher Petra Coveney, https://www.menopause-yoga.com

Yoga by Claudia, Website of yoga teacher Claudia Brown, https://www.yogabyclaudia.com

Liz Earle Wellbeing, Food, beauty and healthy-living content from researcher, writer and broadcaster Liz Earle, https://www.lizearlewellbeing.com

Achtsamkeit

https://www.mbsr-verband.de

https://www.headspace.com

https://www.calm.com

Hinweis aus der Redaktion

Deutsche, Österreichische und Schweizer Gesellschaft für Gynäkologie und Geburtshilfe,

https://www.awmf.org/leitlinien/detail/ll/015-062.html

Bibliografische Information der Deutschen Nationalbibliothek
Die Deutsche Nationalbibliothek verzeichnet diese Publikation in der Deutschen Nationalbibliografie; detaillierte bibliografische Daten sind im Internet über http://dnb.d-nb.de abrufbar.

Programmplanung: Celestina Filbrandt
Projektmanagement: Sabine Ilg
Redaktion: Ursula Brunn-Steiner, Vaihingen/Enz

Umschlaggestaltung: © Thieme
Layout: CYCLUS · Visuelle Kommunikation, Stuttgart

Bildnachweis:
Zeichnungen: © Dr Louise Newson, 2021. First published as Preparing for the perimenopause and menopause in 2021 by Penguin Life, an imprint of Penguin General. Penguin general is part of the Penguin Random House group of companies.

Die britische Originalausgabe erschien 2021 unter dem Titel »Preparing for the perimenopause and menopause«.
© Dr Louise Newson, 2021. First published as Preparing for the perimenopause and menopause in 2021 by Penguin Life, an imprint of Penguin General. Penguin general is part of the Penguin Random House group of companies.

1. Auflage 2023

TRIAS Verlag in Georg Thieme Verlag KG
Rüdigerstraße 14, 70469 Stuttgart, Germany
www.trias-verlag.de

Printed in Germany

Satz und Repro: Fotosatz Buck, Kumhausen
Druck: AZ Druck und Datentechnik GmbH, Kempten

Gedruckt auf chlorfrei gebleichtem Papier

ISBN 978-3-432-11668-6 1 2 3 4 5 6

Auch erhältlich als E-Book:
eISBN (ePub) 978-3-432-11669-3

Energiegeladen & **selbstbewusst**

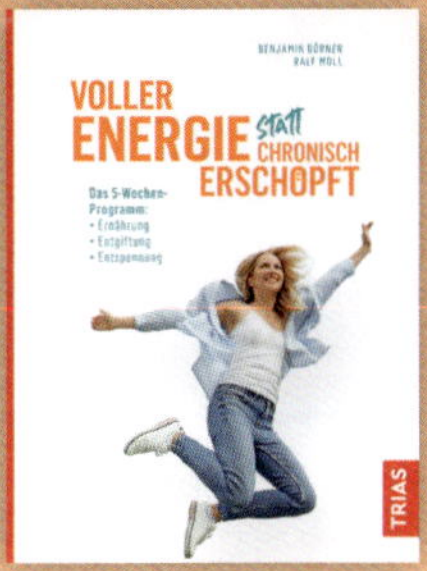

Benjamin Börner/Ralf Moll
Voller Energie statt chronisch erschöpft

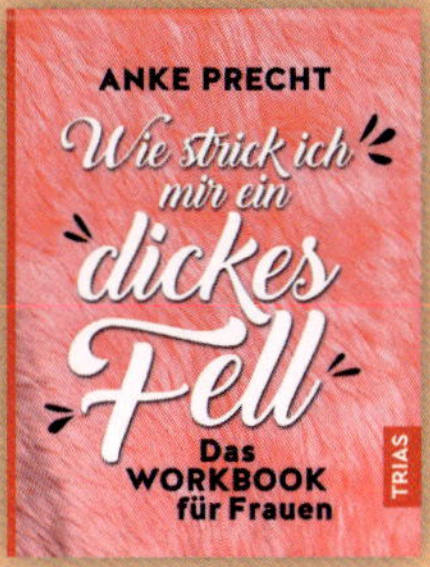

Anke Precht
Wie strick ich mir ein dickes Fell

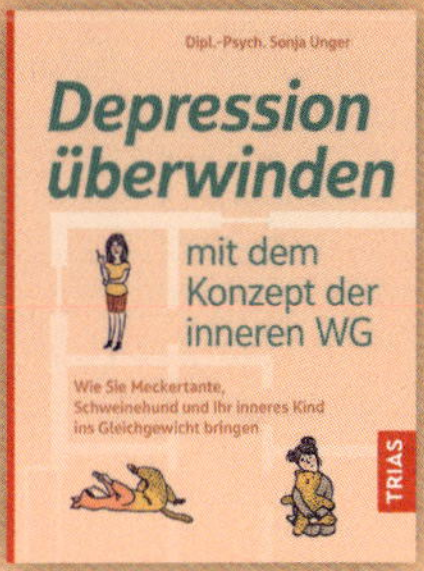

Sonja Unger
Depression überwinden mit dem Konzept der inneren WG

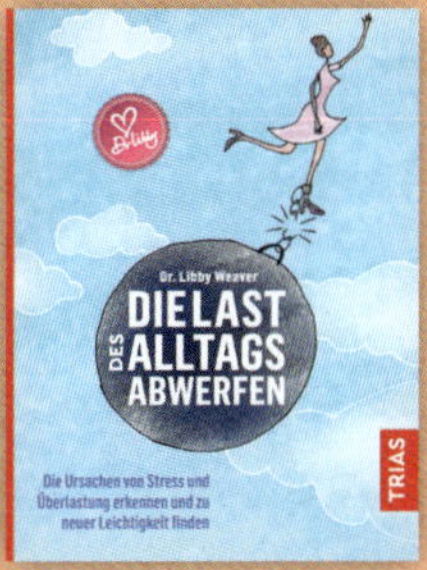

Libby Weaver
Die Last des Alltags abwerfen

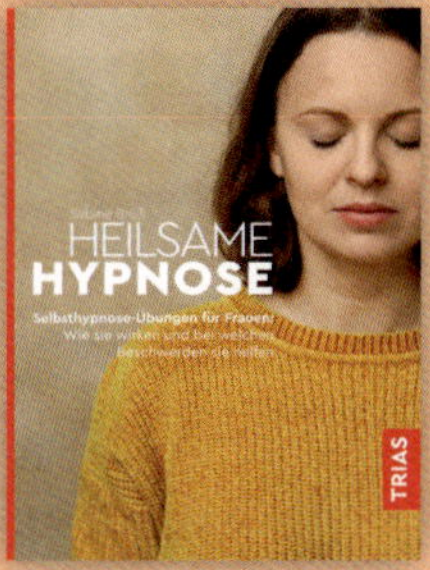

Sabine Brüß
Heilsame Hypnose

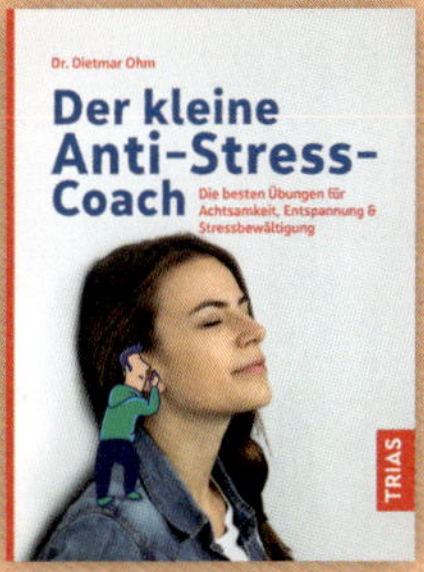

Dietmar Ohm
Der kleine Anti-Stress-Coach

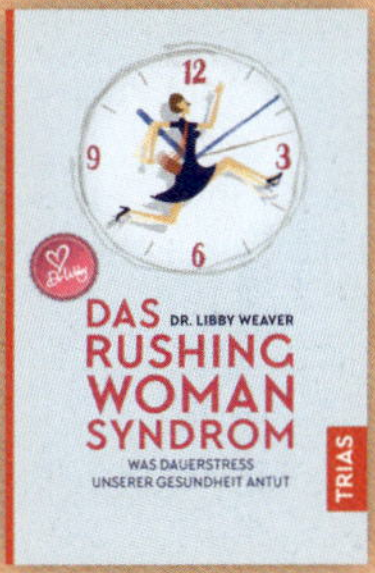

Libby Weaver
Das Rushing Woman Syndrom

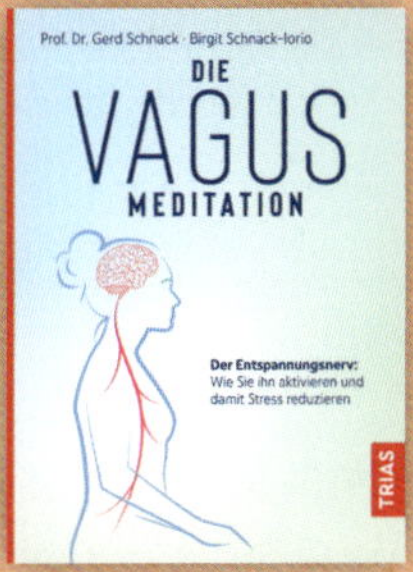

Gerd Schnack/
Birgit Schnack-Iorio
Die Vagus-Meditation

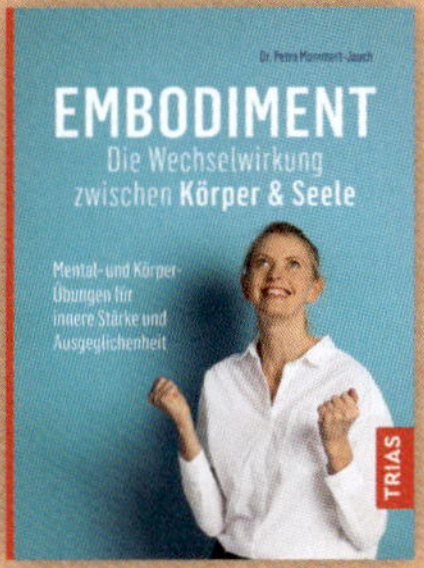

Petra Mommert-Jauch
Embodiment

Auch erhältlich als E-Book!

Mehr Bücher finden Sie hier:
www.trias-verlag.de

Rundum
fit & entspannt

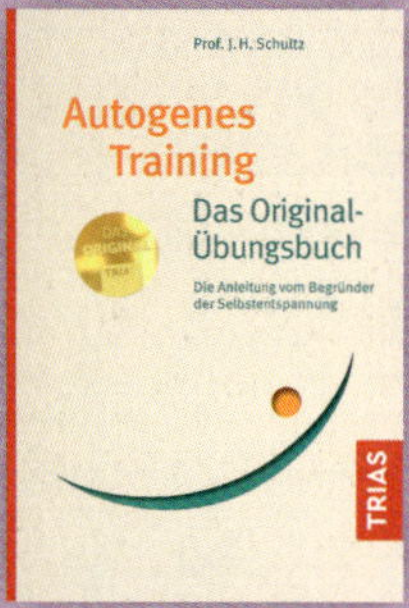

J.H. Schultz
Autogenes Training – Das Original-Übungsbuch

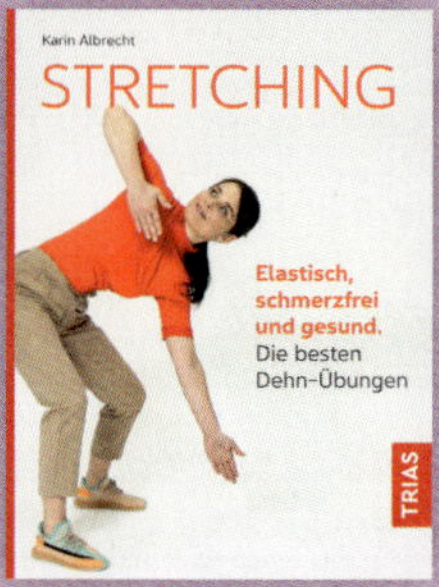

Karin Albrecht
Stretching

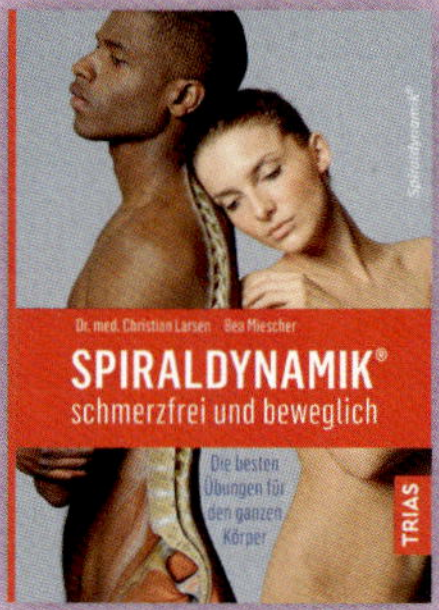

Christian Larsen, Bea Miescher
Spiraldynamik – schmerzfrei und beweglich

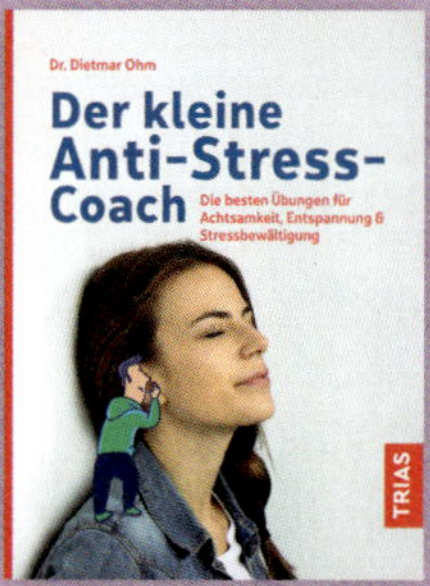

Dietmar Ohm
Der kleine Anti-Stress-Coach

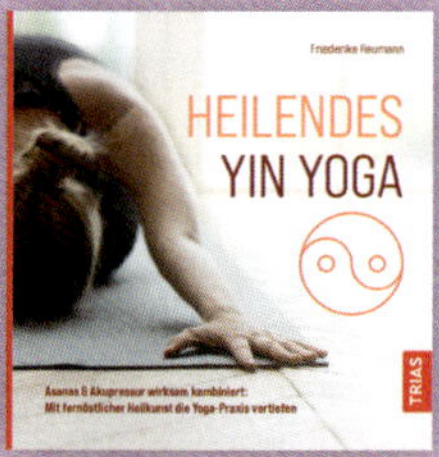

Friederike Reumann
Heilendes Yin Yoga

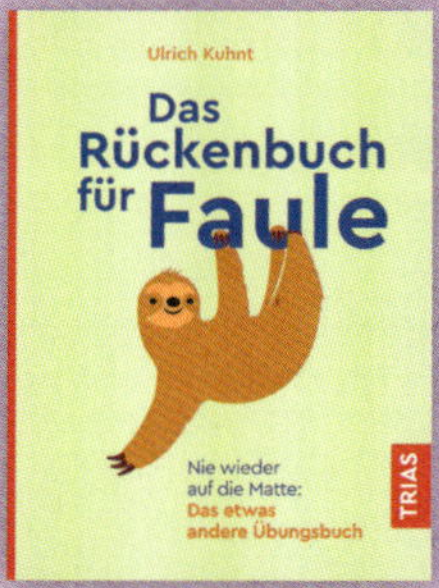

Ulrich Kuhnt
Das Rückenbuch für Faule

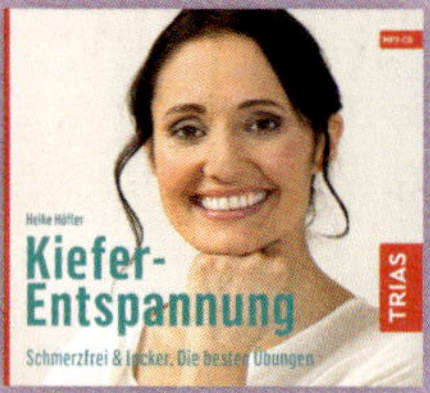

Heike Höfler, Sophia Baron
Kiefer-Entspannung

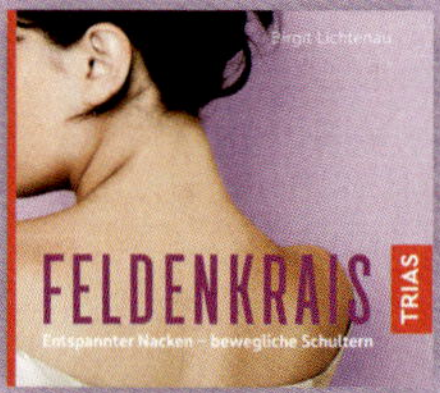

Birgit Lichtenau
Feldenkrais: Entspannter Nacken – bewegliche Schultern (Hörbuch)

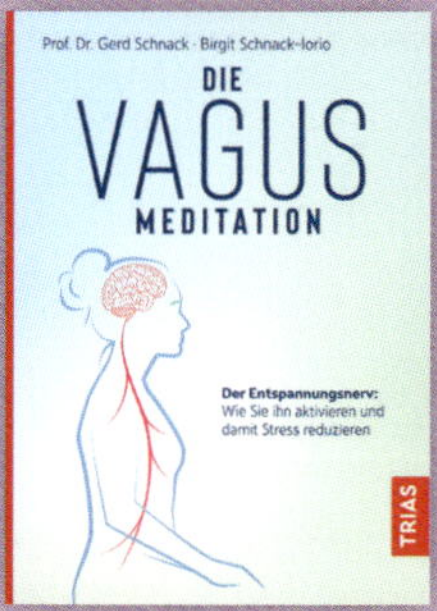

Gerd Schnack, Birgit Schnack-Iorio
Vagus-Meditation

Auch erhältlich als E-Book!

Mehr Bücher finden Sie hier:
www.trias-verlag.de

TRIAS